Veröffentlichungen der Gesellschaft für Heilkunde in Berlin.

VI.

Dritte öffentliche Versammlung

der

balneologischen Section

am 5. und 6. März 1881.

Im Auftrage der Section

herausgegeben

von

Dr. Brock,

pract. Arzt in Berlin, Schriftführer der Gesellschaft für Heilkunde.

Berlin, 1881.

Druck und Verlag von G. Reimer.

Inhalts-Verzeichniss.

Versammlung am 5. März 1881.

Vorsitzender: Herr **G. Thilenius** (Soden-Berlin).

Derselbe eröffnet die Versammlung um 11 Uhr:

Meine hochverehrten Herrn Collegen!

Kraft des mir im vorigen Jahre übertragenen Amtes eröffne ich hiermit die dritte öffentliche Versammlung der balneologischen Sektion der Gesellschaft für Heilkunde und heisse Sie Namens derselben herzlich willkommen.

Der Umstand, dass Sie diesmal noch zahlreicher als sonst aus allen Gauen Deutschlands und des benachbarten Oesterreichs hierhergekommen, beweisst am besten, dass unsere Sache unter den Fachcollegen immer mehr Boden gewinnt. Aber auch die praktischen Aerzte werden nicht länger uns ihre Anerkennung vorenthalten können, wenn wir in unserem wissenschaftlichen Streben fortfahren. Ein Blick auf die Tagesordnung wird Sie überzeugen, dass wir der Aufgabe, welche die Sektion sich bei ihrer Gründung gestellt hat, gerecht zu werden suchen.

Bevor wir in unsere Verhandlungen eintreten, habe ich Ihnen noch einige Mittheilungen zu machen. Die Zahl der Sektionsmitglieder hat sich auf 138 vermehrt. Leider haben wir auch den Verlust eines Mitgliedes zu beklagen.

Dr. Rudolf Birnbaum starb am 7. Januar d. J. in Berlin. Er war in Trachenberg in Schlesien geboren, studirte in Breslau, liess sich 1866 als Arzt in Schweidnitz nieder, ging 1869 als Brunnenarzt nach Schwalbach, wo er bis kurz vor seinem Tode eine recht erspriessliche Thätigkeit entwickelte. Eine Schrift über die Eisenquellen in Schwalbach, die von ihm selbst auch in's Englische übersetzt wurde, hat ihm auch in weitern Kreisen Anerkennung und Freunde erworben. — Ich ersuche Sie das Andenken des Dahingeschiedenen durch Erheben von den Sitzen zu ehren. (Geschieht.)

Viele unserer Mitglieder haben ihre Badeschriften der Vereinsbibliothek eingeschickt. Diejenigen, welche es bisher nicht gethan haben, ersuche ich, es noch zu thun.

Ehe ich mein Amt in ihre Hände zurückgebe, kann ich es mir nicht versagen, unserer Muttergesellschaft, der Gesellschaft für Heilkunde, für ihre grosse Opferwilligkeit für unsere Sektion den wärmsten Dank auszusprechen. Ich bitte Sie nunmehr zur Neuwahl des Vorstandes für das nächste Jahr zu schreiten.

Herr Brehmer: Ich schlage Ihnen vor, den allbewährten Vorstand durch Acclamation wieder zu wählen.

Herr Thilenius: Wenn sich dagegen kein Widerspruch erhebt, so nehme ich an, dass Sie diesen Vorschlag billigen und sage Ihnen, zugleich auch im Namen meiner Collegen Fromm und Brock den herzlichsten Dank für das uns ehrende Vertrauen, dem Sie soeben erneuten Ausdruck gegeben haben. Gestatten Sie mir aber auch, dass ich diese Gelegenheit benutze, um unserem unermüdlichen Schriftführer, Herrn Brock, für seine opferfreudige Thätigkeit und zweckentsprechende und uns Alle zufriedenstellende Geschäftsführung hier öffentlich meinen besonderen Dank auszudrücken.

Vor Eintritt in unsere Tagesordnung gestatten Sie mir noch, Ihre Aufmerksamkeit auf das Werk von Prof. O. Leichtenstern über Balneotherapie im II. Theil des Handbuchs der allgemeinen Therapie von H. v. Ziemssen zu lenken. Ich habe gegen eine scharfe Kritik der landläufigen Vorstellungen der Balneotherapie, komme sie von wissenschaftlicher oder praktischer Seite, gewiss nichts einzuwenden, allein auch in der Kritik giebt es doch gewisse Grenzen. Dieser über das Ziel hinausgehenden Kritik des Prof. Leichtenstern gegenüber müssen wir uns in Vertheidigungszustand setzen auf Grund unserer praktischen Erfahrungen über die Wirkung von Bädern, welche verschiedene Salze gelöst enthalten. Die praktische Balneotherapie weist ganz entschieden darauf hin, dass in der chemischen Reizwirkung von Kochsalz-, Eisen-, Schwefel- und alkalischen Bädern, auch wenn sie nur auf dem thermischen Indifferenzpunkt stehen, thatsächlich gewisse Unterschiede gegen einfache Wasserbäder bestehen. Wir können nicht zugeben, dass uns aus theoretisch-wissenschaftlichen Deductionen gewissermaassen das Recht bestritten wird, aus unsern reichen klinischen Erfahrungen Schlüsse zu ziehen. Wenn von wissenschaftlicher Seite eine so scharfe Kritik unsern gewohnten Anschauungen gegenüber geführt und noch vielfach mit Spott getränkt wird, dann muss es unsere erste Aufgabe sein, Klarheit zu schaffen, wenigstens die klinischen Beobachtungen streng zu sichten und sie, soweit das chemisch-physiologische Experiment noch fehlt, zur Beweisführung zu verwerthen.

Ich benutze diese Gelegenheit, um darauf hinzuweisen, dass die klimatischen Indikationen der verschiedenen Badeorte noch wenig festgestellt sind. Je mehr nun in unseren Tagen die Luft als Heilmittel Werth gewinnt, desto mehr ist es nothwendig, dem praktischen Arzt in dieser Richtung möglichst klare Fingerzeige zu geben, die sich auf brauchbare meteorologische Beobachtungen gründen. Geschieht das nicht, dann dürfen wir uns nicht wundern, wenn, wie es bisher leider der Fall ist, in Bezug auf die Klimatotherapie der praktische Arzt mehr oder weniger der augenblicklichen Tagesströmung, der Mode, folgt. Ich möchte damit in Anregung bringen, dass vielleicht einer der Herren sich veranlasst sieht, für die nächste Versammlung uns ein Referat darüber zu erstatten, was von meteorologischen Momenten nothwendig angeführt werden muss, um ein Klima zu charakterisiren und richtige Indikationen für dasselbe aufzustellen. Gehen wir in der von mir bezeichneten Richtung nur frisch voran, dann wird uns erst die Anerkennung zu Theil werden, nach der zu streben und die zu erringen wir, m. H., ein Recht haben. Auf dem Gebiet der chemischen Untersuchungen sowohl, wie der klimatologischen, liegt noch ein Feld vor uns, auf dem noch die köstlichsten Früchte zu ernten sind. Gehen wir an die Arbeit, der Lohn wird uns nicht ausbleiben. (Lebhaftes Bravo!)

Herr Kisch (Marienbad) will die Antikritik des Vorsitzenden gegenüber dem Werk des Prof. Leichtenstern nicht ganz widerspruchslos hinnehmen. Er müsse gestehen, bei Durchlesung des Leichtenstern'schen Buches habe er sich darüber gefreut, dass endlich einmal ein Kliniker ein Handbuch der Balneotherapie schreibe. Redner meint, nicht die Badeärzte, die bei aller Unparteilichkeit einen einseitigen Standpunkt festhielten, müssten die Balneotherapie schreiben, sondern der Kliniker, der grössere Erfahrungen habe und einen höheren unparteiischen Standpunkt einnehme. Man könne dem Prof. Leichtenstern, wenn er einen scharf negativ-kritischen Standpunkt einnehme, die Berechtigung dazu absolut nicht absprechen. Wir müssen, sagt Redner, zugeben, dass die Differenzen der Indikationen in Betreff der einzelnen Bäder anders wirken, andere Reflexe hervorzubringen vermögen als ein einfach kohlensäurehaltiges Bad. Herrn Leichtenstern spricht Redner seinen Dank dafür aus, dass er als Kliniker eine Kritik der Balneotherapie geliefert habe. Mit dem Vorredner stimme er darin überein, dass wir uns zu weiteren ernsten Arbeiten ermuntert sehen müssten, damit endlich auf Grund physiologischer Arbeiten dem Praktiker eine schärfere Präcisirung der Indikationen an die Hand gegeben werde.

Der Vorsitzende verwahrt sich dagegen, dass er Herrn Leichtenstern das Recht der scharfen Kritik abgesprochen habe, er habe nur gegenüber der Art, wie diese Kritik vom theoretisch-wissenschaftlichen Standpunkt ausgeübt worden sei, das Recht, auf Grund praktischer Erfahrungen Schlüsse auf die Wirkung der Bäder zu ziehen, wahren wollen.

Herr Rohden (Lippspringe) betont gegenüber den Ausführungen des Herrn Kisch, dass der klinische Standpunkt in dem Werk des Dr. Leichtenstern sehr wenig in den Vordergrund trete, dass vielmehr der Gesichtspunkt, von dem aus er die ganze Balneotherapie nahezu neu zu construiren unternimmt, der rein physiologisch-experimentelle sei. Was nicht erwiesen sei, werde einfach negirt; statt die Hypothesen, die zum Uebergang aus der Gedankenlosigkeit in eine Thatsache nicht entbehrt werden könnten, schonend zu behandeln oder hier und da auf deren Gebrechlichkeit aufmerksam zu machen, gehe der Verfasser namentlich in Ansehung der Form schonungslos und unbarmherzig zu Werk.

Nachdem hierauf Herr Hertzka (Carlsbad) der Bitte des Vorsitzenden, das zweite Schriftführeramt während der diesjährigen öffentlichen Versammlungen zu übernehmen, freundlichst entsprochen hatte, erhält das Wort

Herr **Kisch:**

Demonstration eines neuen Instruments zur rationellen Verordnung von Moorbädern.

Wie jegliche Therapie ist auch die Balneotherapie noch immer vorzugsweise Erfahrungswissenschaft und trotz aller Fortschritte physiologischer und experimenteller Forschungen müssen wir immer wieder auf die Erfahrung als Wegweiser therapeutischen Handelns recurriren. Ganz speciell gilt das auch von den Moorbädern, welche seit dem letzten Decennium sich, und zwar mit Recht, einer ganz besonderen balneotherapeutischen Beliebtheit erfreuen, namentlich wo es sich darum handelt, die verschiedenartigsten chronischen stationären Exsudate zur Schmelzung zu bringen und die hierdurch gesetzten Folgezustände zu heben.

Darüber, dass Moorbäder bei rheumatischen und gichtischen Affectionen der Gelenke, Muskeln, Sehnen, bei chronischen Beckenexsudaten, bei Parametritis, Perimetritis, Metritis chron., bei mannigfachen Neuralgien, bei peripheren Lähmungen, Contracturen, Ankylosen, traumatischen Affectionen u. s. w. treffliche Dienste leisten, herrscht unter den practischen Aerzten keine Meinungsverschiedenheit, denn die Erfahrung spricht hierüber in nicht zu missdeutender Weise — ein Anderes ist es jedoch mit der physiologischen Deutung dieser Thatsachen. Hierin sind die Moorbäder unter allen Bäderarten die am meisten stiefmütterlich behandelten. Vor etwa 12 Jahren habe ich zuerst einige physiologische Untersuchungen über den Einfluss der Moorbäder auf Puls, Respiration, Temperatur und Stoffwechsel angestellt; dann hat vor Kurzem Jacob sehr dankenswerthe Versuche vorgenommen und besonders den Einfluss der Moorbäder auf die Wärmebildung zu erforschen sich bemüht —

aber hiermit ist auch Alles erschöpft, was in dieser Richtung unternommen wurde und das Ungenügende des Geleisteten ist nicht zu läugnen.

Es kann der Mangel genügender physiologischer Untersuchungen über die Moorbäder nicht Verwunderung erregen, wenn man bedenkt, dass über die nöthigen Grundbegriffe noch vollständige Unklarheit herrscht dass man noch immer Moorbäder und Schlammbäder zusammenwirft und dass man oft genug in einem beliebigen Schmutztümpel einen heilkräftigen Moor gefunden zu haben glaubt.

Ich will jedoch hier nur ein Moment herausgreifen. Ein wesentliches und zwar die Moorbäder charakteristisch von anderen Bäderarten unterscheidendes Moment ist das Mechanische ihrer Wirksamkeit. Der mechanische Effect, welchen die consistente Moormasse durch Compression und Friction hervorbringt, ist ein wesentliches therapeutisches Agens und bereitet dem Moorbade, wie ich glaube, eine grosse Analogie mit der Massage. Es kommt nun ausserordentlich darauf an, den mechanischen Effect je nach dem Einzelfalle zu modificiren, das heisst, die Consistenz des Moorbades zu reguliren. Diese Consistenz kann je nach der Menge des zugesetzten Moores von einer halbflüssigen zu einer nahezu vollständig festen Masse schwanken und danach auch verschiedene Wirkungen ausüben.

Die Regulirung dieser Consistenz erfolgt aber bisher in den Badeorten in der primitivsten Weise. Es wurden gewöhnlich die sehr elastischen Begriffe „dickes", „mitteldickes" und „dünnes" Moorbad gewählt und den Badedienern überlassen, sich diesen Begriffen nach Gutdünken zu accommodiren. Vor Jahren habe ich in Marienbad die Bestimmung der Consistenz dadurch näher zu präcisiren gesucht, dass ich angab, so und so viele Cubikfuss Moor sollten zum Bade verwendet werden, allein es bleibt auch hierbei Alles der Willkür der Badediener überlassen, da eine Controlle nicht gut durchführbar ist. Ich war darum bemüht, ein Instrument zu ersinnen, das in ähnlicher Weise wie die Araeometer, durch Angabe des specifischen Gewichtes, eine genauere Bestimmung der Consistenz des Moorbades ermöglicht. Doch keines der bekannten Araeometer entsprach dem gewünschten Zwecke, denn das specifische Gewicht des dichten Moorbades geht über die Grenzen aller von ihnen gegebenen Scalen hinaus; dazu kam noch der Uebelstand, dass nicht alle Bestandtheile des Moores im Wasser löslich sind und darum eine Messung auch erschwert ist. Nach langem mühseligen Experimentiren gelang es mir endlich ein, dem Araeometer ähnliches Instrument zu construiren (welches um so tiefer in die Moorlösung einsinkt, je geringer deren specifisches Gewicht ist), das aber eine empirische Scala hat, die von mir für Moor- mit Aetzkalilösung berechnet wurde.

Die Scala hat 6 Theilstriche, deren jeder wieder zur genaueren Bestimmung in Zehntel gradirt ist. Der höchste Punkt der Scala, Grad 1, entspricht der Consistenz einer Mischung von 15 Theilen Wasser mit

1 Theile Moor, Grad 2 einer Mischung von 12 Theilen Wasser mit 1,5 Theilen Moor, Grad 3 einer Mischung von 9 Theilen Wasser mit 2,5 Theilen Moor, Grad 4 einer Mischung von 6 Theilen Wasser mit 3,5 Moor, Grad 5 einer Mischung von 3 Theilen Wasser auf 4,25 Moor, Grad 6, also der tiefste Punkt der Scala, einer Mischung von 1 Theil Wasser mit 5 Theilen Moor. Es steht also der bisher üblichen allgemeinen Bezeichnung, „dickes", „mässig dickes", „dünnes" Moorbad, nun eine ziemlich genau berechnete Scala gegenüber, welche eine Bestimmung der Consistenz in rationellerer Weise und somit leichter eine scientifische Verständigung zulässt. Die Anwendung des Instrumentes ist folgende: Man giesst in einen Glascylinder zur Hälfte eine Aetzkalilösung von 20° Baumé spec. Gewicht, zur anderen Hälfte von dem zu bestimmenden Moorbade resp. der Moorlösung in Wasser und giebt nun das Instrument, welches ich Moorbadmesser nenne, hinein. An der Scala desselben wird die Consistenz des Moorbades zu controliren sein. Ich hoffe, dass mein Moormesser, welchen sich der Chemikalienhändler Herr Kreidl in Prag construirt hat, einen lange angestrebten kleinen Fortschritt in den balneotechnischen Hülfsmitteln bildet und bald allgemeine Anwendung in den Badeorten finden wird.

Discussion.

Herr Schweiger (Franzensbad) begrüsst den neuen Apparat mit Freuden, wenn er das bewährt, was er verspricht. Denn es sei von grosser Wichtigkeit bei den verschiedenen Krankheiten, in denen Moorbäder indicirt seien, die Dichtigkeit derselben genau zu bestimmen. Er habe nur das eine Bedenken dass die Badewärter nicht so leicht darauf werden eingeschult werden können.

Herr Ewe (Nenndorf) glaubt, dass das neue Instrument in der Praxis nicht viel nützen werde, da seine Anwendung zu zeitraubend sei. Es sei besser sich auf geschulte Leute zu verlassen, denen man vertrauen könne, wenn man ihnen auf eine bestimmte Wassermenge eine bestimmte Menge Moor zu nehmen anbefehle.

Herr **Thomas** (Badenweiler):

Uebersicht der Geschichte der Klimatotherapie mit besonderer Rücksicht auf Friedr. Hoffmann (1660—1742).

Wenn man heutzutage leider fast allgemein annimmt, dass eine eingehende Beschäftigung mit der Geschichte der Medicin nur sehr wenig Gewinn für den practischen Arzt verspricht, so wird dabei jedenfalls übersehen, dass, wie Alex. von Humboldt[1]) bemerkt, „um Wahrheit

[1]) Reise in die Aequinoctial-Gegenden des neuen Continents. Bd. IV, p. 161. (Cotta'sche Ausgabe, Stuttg. 1874.)

und Irrthum zu unterscheiden, man in den Wissenschaften meistens nur die Geschichte der Vorstellungen und ihre allmähliche Entwickelung zu verfolgen braucht". Während nun aber die Geschichte der Balneologie durch treffliche Arbeiten, wie besonders die von Aug. Vetter und Lersch, ein Gemeingut Vieler geworden, ist die Geschichte der Klimatotherapie kaum in ihren allgemeinsten Umrissen bekannt. Daher wir es denn auch erlebt haben, dass Ansichten mit der Prätension einer besonders wichtigen Novität hervortreten konnten, welche früheren Aerzten schon ganz geläufig waren.

So möchte ich mir nun heute Ihre Aufmerksamkeit erbitten, um Ihnen eine gedrängte Uebersicht der Geschichte der Klimatotherapie zu geben, wobei ich mir erlauben werde, die Verdienste des grossen Hallenser Professors Friedrich Hoffmann (1660—1742) um diesen Theil der Medicin etwas eingehender zu beleuchten. —

Bekanntlich findet man den Ortswechsel als Heilmittel chronischer Krankheiten zuerst bei Hippokrates angerathen, speciell für jugendliche Epileptiker. Sehr wichtig erscheint mir der allgemeine Rath in der nachhippokratischen Schrift „de natura hominis", dass man sich von der Keimstätte einer Krankheit entfernen müsse. — Auch von Aristoteles sind einige hierhin gehörende Sätze in seinen Problemen aufgestellt, so der, dass die stets erneuerte frische, reine Luft die Ursache sei, dass die Bewohner hochgelegener Orte später, die Bewohner eingeschlossener, sumpfiger Gegenden früher alterten, sowie auch dass die Schiffahrer von besserer Gesichtsfarbe seien als letztere. Den Seedunst betrachtet er als warm und trocken, und gerade deshalb mache ein Aufenthalt zur See grössere Esslust und kräftige. — Bei Celsus (25 v. — 50 n. Chr.) sehen wir die Klimatotherapie vielfach in Anwendung gebracht und zwar lange Seereisen namentlich nach Alexandria bei Phthisis, sofern es die Kräfte erlauben; dann weite Reisen überhaupt, Verweilen an der Seeküste und für den Sommer ein Landaufenthalt. Der wichtigste Grundsatz des Celsus, wonach er die Indicationen bestimmt wissen will, ist: pessinum coelum, quod aegrum fecit; adeo ut in id quoque genus, quod natura pejus est in hoc statu, salubris mutatio fit. Plinius der Aeltere (23—79 n. Chr.) folgt Celsus in der Empfehlung der Seereisen und dem Leben auf dem Meere, schreibt jedoch im Gegensatz zu Celsus auch der Insolation Werth zu und ist der Erste, welcher für Phthisiker und Reconvalescenten den Aufenthalt in Nadelholzwäldern für zweckmässiger hält als die Seefahrt nach Aegypten und die Sommermilchkur auf den Bergen. —

Bei Aretaeus (circa 40—100 n. Chr.) sind als klimatische Heilmittel genannt: gegen anhaltenden Kopfschmerz, Schwindel, Epilepsie, Phthisis, Nierenaffectionen und Elephantiasis das Fahren und Umherwandeln in guter Luft, Reisen aus kalten in warmen, aus feuchten in trockene Gegenden, Aufenthalt an und auf der See. Er schreibt der

Seeluft eine austrocknende Wirkung zu. — Alexander von Tralles und Caelius Aurelianus folgen ihren Vorgängern in der Empfehlung namentlich der Seeklimate.

Galen (131—201 n. Chr.) schickte die Phthisiker zur Milchkur auf die Berge und hat darin bis lange nach dem Mittelalter, wie in seinen Grundsätzen überhaupt, zahlreiche Anhänger gefunden, von denen ich Antyllus, Aëtius, Paulus von Aegina, Bernhard Gordonius (Vesuv), L. Fuchs, Leonh. Jacchini (Monti Pisani und Berge bei Florenz), Foreest, Andr. Baccius, Mayerne, Epiphanias Ferdinandus (mons garganus) Zacutus Lusitanus, Tozzi, W. Piso (Berge in Brasilien) nennen kann. Er ist aber weder der Schöpfer der Hochgebirgstherapie noch der Erste, welcher die Salubrität hochgelegner Orte pries; und in gleicher Weise wie für frühere Aerzte bei dem Seeklima, so liegt für ihn in der Trockenheit der Luft auf den Bergen, durchaus aber nicht in der Immunicität das Heilsame. Nach Galen beruht das Wesentliche der klimatischen Therapie darauf, dass man die Kranken in eine nicht nur der heimathlichen, sondern auch der Natur der Krankheit selbst entgegengesetzte Mischung versetzt. Je grösser die Differenz um so erheblicher auch der Vortheil der Veränderung des Klimas. Reinheit der Luft ist jedoch immer das erste Erforderniss[1]). — Aetius (um 500 n. Chr.), welcher die Bergluft bei Kurzathmigkeit, Schwindsucht und Kopfleiden; reine Luft niedrig gelegener Orte bei Geisteskrankheiten und alten Leuten; Seeluft bei Hydrops, consensuellen Nervenleiden und Appetitlosigkeit in Anwendung zieht, hebt noch besonders den vortheilhaften Gemüthseindruck hervor, den eine Seefahrt mache.

Von den arabischen Aerzten, welche im engen Anschluss an die Alten den Ortswechsel als Heilmittel schätzten und Phthisiker nach Creta dirigirten, will ich nur des Ibu Sina (Avicenna 984—1036) gedenken, weil er bei der Behandlung der Phthisis von Grundsätzen geleitet wurde, welche auch noch in unsere Zeit Anerkennung gefunden haben. Es kommt ihm nämlich auf Reinigung der Geschwüre, deren Austrocknung und Verhütung von Catarrh, hauptsächlich an. Der Einfluss der Schneeschmelze auf die Luftbeschaffenheit hochgelegener Orte ist ihm nicht entgangen. Neben warmen Sandbädern hält er viel von der Insolation bei schlaffen Wunden, Asthma und namentlich bei Hydrops. Ich darf wohl hier anknüpfen, dass vor wenigen Jahren die Heliotherapie bei chronischen Gelenkleiden traumatischer wie rheumatischer Natur durch Prof. Vanzetti in Padua wie auch Dr. Giuseppe Marzari[2]) mit sehr günstigem Erfolg in Anwendung gekommen ist. —

[1]) Vgl. meine Abhdl.: Gesch. Skizze der Hochgebirgsbehdl. bei Phthisis. Berl. klin. Wochenschr. 1875.

[2]) Nach Giorn. Ven. di scienze med. 1879 und med.-Chir. Rundschau 1880 Märzheft p. 180.

Bei den für unser Thema mehr oder weniger wichtigen Namen von Autoren wie Theophr. Paracelsus, Baco von Verulam, van Helmont, von welchem beiläufig zu beachten ist, dass er entgegen den Anschauungen seiner Zeitgenossen der Anwendung von Wein bei Fieber dringend das Wort redet: Paul Zacchias, Tourquet de Mayerne, Dan. Sennert, Andr. Bacci, zu dessen Zeit der Galenische Kurort Stabiae noch in voller Blüthe stand; Kon. Vict. Schneider, der als passende klimatische Kurorte bei Catarrhen Salò (am Garda-See), Murano, Genua, Pisa, Caëta und Neapel empfiehlt; endlich Thom. Willis, Musitanus, Tozzi und Andriolli, den Anhängern der Sylviusschen Lehre d. h. des chemiatrischen Systems, will ich jetzt nicht länger verweilen. Thom. Willis theilt die interessante Thatsache mit, dass zu seiner Zeit schon die Engländer in Masse allwinterlich nach Südfrankreich zogen. —

Eine systematische Darstellung der Klimatotherapie beginnt erst mit dem berühmten Italiener Georgio Baglivi (1668—1706), indem er, abgesehen von vielen Stellen seiner praktischen Schriften, an welchen er in voller Würdigung der klimatischen Behandlung Berg-, See-, und Landluft, sowie die aus frisch gepflügtem Boden aufsteigenden Dünste anrieth, auch eine Abhandlung „de mutando aëre in longis et difficilibus morbis" leider nur kurz scizzirte. Eine für seine Zeit erschöpfende Behandlung desselben Themas blieb Friedr. Hoffmann vorbehalten, als er im Jahre 1601 die wichtige Schrift: „de peregrinationibus instituendis sanitatis causa"[1]) veröffentlichte. Sie scheint kaum bekannt zu sein, denn selbst Albert von Haller sagt nur von derselben (in seiner reichhaltigen Bibliotheca medicinae practicae[2])), Hoffmann empfehle darin den Gebrauch der Elixire und des Balsamum vitae; Kurt Sprengel und Haeser erwähnen aber nicht einmal den Titel. —

Ich glaube nicht zu weit zu gehen, wenn ich behaupte, dass Fr. Hoffmann gerade durch die fragl. Schrift sich um die Klimatotherapie fast in gleicher Weise verdient gemacht hat, wie er nach dem Ausspruche Vetter's[3]) um die medicinische Behandlung der Balneologie vielleicht die grössten Verdienste hat, welche jemals in dieser Beziehung erworben worden sind.

Gestatten Sie mir, den Inhalt in kurzen Zügen Ihnen vorzuführen. Die Schrift ist in 5 Kapitel eingetheilt, von welchen das 1. über Reisen und Klimawechsel bei den Alten handelt; das 2. die Gründe für Reisen auseinandersetzt; das 3. die Salubrität der aufzusuchenden Orte bespricht; das 4. die Krankheiten aufzählt, bei welchen Reisen von Nutzen seien; das 5. die bei Reisen zu beobachtenden Vorsichtsmaassregeln angiebt.

[1]) Op. omn. physic. med. Tom. V. Genevae 1761 p. 320 seqq.
[2]) Tom. III, p. 555. Bern und Basel 1779.
[3]) Heilquellenlehre Bd. 1. p. 109.

Wie Baglivi[1]) sein höchstes Bedauern darüber ausgesprochen, dass viele Kranke unnützer Weise beständig mit Medicamenten geplagt würden, während es täglich zu constatiren sei, dass gewisse Geisteskrankheiten durch Musik, manche Leiden durch die Landluft, andere durch Schifffahrt, andere durch Jagd, durch Tanzen, Reiten oder Reisen gehoben würden, die vorher keinem Mittel gewichen, beginnt auch Fr. Hoffmann mit der Klage, dass die Sitte durch Klimawechsel die Gesundheit zu erhalten und wiederherzustellen, viel zu wenig Beachtung finde.

Klimawechsel und Reisen, welche die alten Aerzte therapeutisch wie prophylactisch und zur Befestigung der Gesundheit in Anwendung gebracht, wirken durch Beruhigung des Gemüthes, Erfrischung des Geistes und die gute körperliche Uebung bei der Bewegung. Von Ländern und Orten, die in Frage kommen, nennt er die Canarischen Inseln, Spanien (Granada und Madrid), Griechenland (Athen), Ispahan, Brasilien, Italien, namentlich Croton, Stabiae, Neapel, endlich Alexandria. Nachdem der Autor dann über die Luftbeschaffenheit an zu klimatischen Kuren geeigneten Orten sich ausgesprochen, namentlich das Klima der Berggegenden sowie dasjenige von solchen Plätzen erörtert, an welchen zu Krankheiten besondere Veranlassung gegeben, nennt er die Bergorte die allergesundesten. Als Beispiele führt er an, den Appennin, den Berg Tmolus in Lydien (jetzt Bozdag), den Athos [in der Abhandlung: de methodo acquirendi vitam longam[2]) werden noch genannt Böhmen, Vogtland, Schweiz mit Rhätien. Orte auf dem Lande seien den Städten vorzuziehen. Von Krankheiten, bei welchen Reisen und der Luftwechsel angebracht sei, führt Hoffmann an: allgemeine Körperschwäche, Phthisis und Hamoptoe, Geschwüre und Fisteln, Kopf- und Nervenleiden, namentlich Schwindel, Epilepsie jugendlicher Personen, Hypochondrie; dann auch Scorbut, Intermittens und schleichendes Fieber. Keineswegs sei eine und dieselbe Luftbeschaffenheit für alle Leiden gleich günstig. Was den Einfluss verschiedener Orte auf die Heilung von äusseren Geschwüren und Fisteln angeht, citirt Hoffmann eine Beobachtung von Ambroise Paré[3]), welcher den Unterschied der kalten trockenen Luft von Paris mit der warmen leichten Luft von Avignon in ihrem Einfluss auf Kopfwunden beleuchtet habe. — (Wenn ich mich recht entsinne, hat schon Aristoteles von der Häufigkeit der Schenkelgeschwüre bei Einwohnern tiefgelegener feuchter Orte in seinen Problemen gesprochen, und nach der Angabe von Mühry[4]) wurde aus Peru berichtet, dass man dort allgemein zur schnelleren Heilung von Wunden auf die Berge gehe, ja

[1]) Spec. trium reliq. libr. de fibra motrice et morb. cap. XIV, p. 390 ed. Lugd. 1704.

[2]) Op. omn. T. V p. 250 seq. ed. Genevae 1761.

[3]) Lib. X, cap. 8.

[4]) Klimatolog. Untersuch. p. 294 seq. Leipz. u. Heidelb. 1858.

dass jeder Maulthiertreiber sein wundgewordenes Thier auf die Bergweide führe, damit es dort rascher und ohne Insectenplage Heilung finde.) — Hautkrankheiten und Lepra, fährt Hoffmann fort, würden in sehr feuchter, dicker, salziger Luft nicht geheilt; dagegen sei diese bei manchen Nervenleiden, namentlich bei Krämpfen ohne organische Grundlage, sehr zuträglich. — (Ich kann hier anführen, dass die Experimente von Fried. Falk[1]) an Kaninchen erwiesen haben, dass relativ sehr trockene Luft Krämpfe zu verursachen im Stande ist.)

Die Indicationen stellt Hoffmann in der Weise auf, dass die Luft dem Celsus'schen Ausspruche gemäss derjenigen, in welcher die Krankheit entstanden, entgegengesetzt sein müsse. Heitere, reine, trockene Luft, im Allgemeinen sehr gesund, passe nicht für Phthisiker; diesen sei eine mässig feuchte mehr zuträglich, daher rühre auch die Empfehlung einer Reise nach Aegypten. (An anderer Stelle[2]) behauptet Hoffmann jedoch, bei Phthisis sei reine, klare gemässigte Luft am Besten.) Dahingegen sollten Alle, welche gewöhnlich in schwerer, feuchter, dicker Luft lebten, in Krankheiten eine reinere aufsuchen, daher denn auch die Engländer von ihrer feuchten Insel mit Recht nach Südfrankreich gingen.

Er citirt hierbei eine Stelle aus der 1672 erschienenen Schrift von Claromontius[3]), worin es heisst: über den Zustand der Luft in England vermöchten am Besten Einwanderer aus Spanien, Italien und Südfrankreich zu urtheilen, indem jene Personen in wenigen Jahren eine vollständige Umwandlung erführen, zumal Leberleidende, denen das englische Klima gut bekomme. Dies gelte auch für Leute mit sanguinischem und melancholischem Temperament. Dagegen gehe es den von Verschleimung und Catarrhen Geplagten in England sehr schlecht, während phthisische und scorbutische Engländer in Südfrankreich Heilung fänden. Ein Aufenthalt in Südfrankreich sei auch bei der in England allgemein ungünstig verlaufenden Syphilis passend. — (Gabr. Fallopia[4]) hatte schon die Behauptung aufgestellt, dass See- und Küstenluft, sowie das Klima von Pisa und Venedig Syphilitischen heilsam sei.) Manche Menschen ertrügen jedoch nur das Klima ihrer Heimath. So seien Schweden und Norweger in unseren Gegenden selten gesund; ebenso würden die an die Seeluft gewöhnten Holländer nicht wenig in ihrem körperlichen Befinden berührt, wenn sie nach Landplätzen übersiedelten. Aber auch je nach der Körperbeschaffen-

[1]) Virchow's Arch. LXII. Bd. Heft 2. 1874. Es ist ein Irrthum wenn Falk glaubt, dass die Dampfsättigung selbst in den trockensten Himmelsstrichen unseres Planeten nicht unter 40 % sinke. An der Riviera habe ich oft 10 % und sogar ganze Tage lang im Mittel 20 % z. B. 26. Jan. 1878 in Nervi beobachtet.

[2]) De affectione phthisica sive tabe § 4 et § 5 Tom. III p. 294.

[3]) De aëre et solo et aquis Angliae deque morbis Anglorum venaculis dissertatio etc. Londini 1672.

[4]) de morb. gall. p. 137. ed. Venet. 1606.

heit sei das Klima auszuwählen. Besondere Rücksicht erfordere der Habitus und das Temperament. Gracil gebaute, oft von Kopfschmerzen geplagte Personen mit trockener Haut und zu Phthisis und Fieber Geneigte sollten sich durchaus vor allzutrockener heisser Luft hüten, sondern ein gemässigtes Klima aufsuchen. Fettleibige, vollblütige Leute in vorgeschrittenen Jahren, zu Paralyse, Apoplexie und Spasmen, zu Rheumatismus Geneigte sollen kalte, nördlich gelegene Berge meiden; das gelte auch für Husten und auf Lunge und Brust schwache Personen. Leute von zarter Constitution und schwachem Körperbau, an zarte und leichte Nahrung gewöhnt, dürften einen Ortwechsel in Länder mit dicker, schwerer, unreiner Luft, wo man gröbere Nahrung geniesse, nicht vornehmen. Den Sanguinikern und Cholerikern aus warmen Ländern seien noch wärmere Gegenden verderblich, wie den Südfranzosen Italien und zumal Sicilien. Den Schluss bilden dann Aussprüche von Hippocrates und Galen über die Art und Weise, wie man reisen solle, (wann schnell und wann langsam und in kurzen Tagereisen) und werden zuletzt noch einige vor und bei der Reise zu beobachtende Vorsichtsmaassregeln und diätetische Vorschriften angegeben. —

Auch diese praktische Schrift Hoffmann's beweist wieder, dass die grossen Verdienste, welche er sich um die Förderung der Heilkunde erwarb, mit seinen theoretischen Bestrebungen, so gut als Nichts gemein hat.

War es aber, wie auch Hoffmann es ausspricht, zu jener Zeit nur Wenigen vergönnt, weite Reisen zur Erhaltung der Gesundheit zu unternehmen, so sicherten erst die Erleichterung des Verkehres durch Vervielfältigung und erhebliche Verbesserung der Verkehrsmittel der Klimatotherapie eine ausgedehnte Anwendung. Eine wissenschaftliche Grundlage derselben wurde aber erst geschaffen durch den ungemeinen Aufschwung, welchen die allgemeine Klimatologie durch Männer wie Alex. von Humboldt, Saussure Vater und Sohn, Gay Lussac, Kämtz, die beiden Brüder Schlagintweit, Dove, Muhry u. A. nahm. Eine auffallende Thatsache ist es, dass, wie die in der Folgezeit publicirten klimatotherapeutischen Schriften erkennen lassen, die deutschen Aerzte im Allgemeinen mehr die meteorologische, die französischen mehr die medicinische, die englischen und amerikanischen Schriftsteller mehr die hygienische Seite der Klimatotherapie berücksichtigen. —

Gleichzeitig mit und nach Fr. Hoffmann haben den Werth der Klimatotherapie gebührend hervorgehoben, der berühmte Holländer Hermann Boerhave (1668—1738), sowie dessen bekannter Commentator van Swieten (in Wien), der neapolitanische Praktiker Giuseppe Mosca[1]), in England Richard Mead und Ebenezar Gilchrist; der zuletzt genannte, indem er in einer bisher noch unübertroffenen, auch in's Französische übersetzten Schrift aus dem Jahre 1759 die Seefahrten

[1]) dell' aria e de morbi dall' aria dipendenti II tomi in IV parti Napoli 1746.

als Heilmittel wieder zu hohem Ansehen brachte. Den Nutzen jener bei Phthisis erklärte er unter Anderem auch aus dem gesteigerten Luftdruck, während W. Cullen nichts auf die besondere Beschaffenheit der Seeluft gab und nur die Reinheit der Luft und die gemässigte Temperatur als vortheilhaft ansah.

Begeisterte Anhänger hat dieser Theil der Klimatotherapie bei englischen wie besonders bei französischen Aerzten gefunden, so in Reid[1]), Monro, Portal; Laenec starb im Vertrauen auf die Seeluft, die er im Hospital durch Ausbreiten von Seetang künstlich herstellen zu können wähnte, an der Küste der Bretagne. Von späteren Forschern führe ich an Jules Rorchardt (nur bedingt hierher zu rechnen), Garnier, Fodère, Requin, von Deutschen Sachtleben, Hufeland, Canstatt. In der allerletzten Zeit haben Faber, ebenso Williams den Nutzen der Seereisen erläutert. Durch Cullen und namentlich Jac. Gregory's Edinburger Doctordissertation vom 13. Juni 1774: de morbis coeli mutatione medendis — in welcher die Behandlung der Phthisis, der Hypochondrie und der Arthritis besprochen wird und klimatische Rathschläge für alte Personen ertheilt werden, hat sich auch bei uns das später nur zusehr überschätzte Ueberschlagen des Winters in warmem Klima eingebürgert. Für Gregory war bei der Empfehlung südlicher Stationen (Spanien, ein grosser Theil Italiens, das südliche Frankreich uud die Bermuden) mit Rücksicht auf Phthisis maassgebend die von ihm und vielen Spätern supponirte relative Immunität, wenn er auch bemerkte, dass ein Klima auf Ankömmlinge anders einwirke als auf Einheimische. —

Wie dann später die ebenso oft behauptete wie bestrittene Immunität der Malariagegenden, besonders seit Boudin, so hat auch die Annahme der Immunität der Bergbewohner, welche durch Fuchs, Tschudi, Lombard, Archibald Smith, Muhry, Gastaldi, Küchenmeister u. A. hervorgehoben wurde, in der Klimatotherapie der Phthisis Bedeutung gehabt, welche derselben auch jetzt noch von manchen Aerzten gezollt wird. Vielfach wird dabei vergessen, dass Joh. Pet. Frank[2]), Hufeland[3]) und Schönlein[4]) die Bergluft bei gewissen Erkrankungen der Respirationsorgane befürworteten, wenn man auch damals allgemein sich mehr Nutzen von der Wärme versprach.

Während dieser ganzen Zeit waren es gerade die Engländer, welche mit ihrem practischen Sinn, unbekümmert um wechselnde Theorien, ihr Augenmerk auf die practische Erforschung und Verwendbarkeit der verschiedenen Klimate gerichtet hielten. Das be-

[1]) Reid schrieb den meisten Vortheil dem mit der Seekrankheit verknüpften Erbrechen zu.
[2]) bei tabes pituitosa u. asthma humido.
[3]) so bei Tabes nervosa.
[4]) od. seine Angaben bei hereditären Tuberkeln, über die geogr. Verbreitung der Phthisen, über Phthisis hepatica.

kannte Werk von James Clark über den Einfluss des Klimas u. s. w. bildet, wie Petersen bemerkt, den Ausgangspunkt einer ausserordentlich bedeutungsvollen klimatisch-hygienischen Entwickelung der englischen Therapie. Während man in Deutschland, zumal bei der Phthisiotherapie, auf das Specifische übergrossen Werth legte, die specifische Luft des Südens durch die immune Bergluft ersetzte, zugleich die Hydrotherapie, allerdings ganz wirksam, mit der Klimatotherapie verband, ist der Standpunkt der Engländer ein hypokratisch-empirischer geblieben, indem sie zumeist Gewicht auf das Roborirende und Gesunde der reinen Luft überhaupt legten. Dieses Bestreben hat auch bei uns Eingang, aber auch wie mir scheint, eine Uebertreibung gefunden, indem man die Wirkung des Klimas zu ausschliesslich aus der Reinheit und Frische der Luft zu erklären versucht, so dass man bei der klimatisch-diätetischen Behandlung der Krankheiten, speciell der Phthisis, den klimatischen Theil als fast ganz nebensächlich und irrelevant hinzustellen sich bemüht. — Es sind das Bestrebungen, wie sie in gleicher Weise in der Balneologie noch in allerletzter Zeit Ausdruck gefunden. Wenn auch nach unseren heutigen Begriffen Reinheit der Luft, wie das ja schon Galen und die alten Aerzte betonten, erstes Erforderniss sein muss, so bleiben doch dadurch die klimatischen Factoren wie Wärme, Feuchtigkeit, Luftdruck, Winde u. s. w. in ihrer hohen Bedeutung unberührt; es muss nur unsere Aufgabe sein, deren Wirkung genau zu beurtheilen. Die Richtigkeit des Celsus'schen Satzes: pessimum coelum quod aegrum fecit, wird man nicht wegläugnen können; auch die Immunität soll Berücksichtigung finden. Niemals aber lässt sich eine klimatotherapeutische Vorschrift für Alle gleichmässig geben, sondern sie muss, das ist mir unzweifelhaft, je nach der Art des Heimathsklimas, der früheren Lebensweise, dem Temperament und vielleicht auch Raceneigenthümlichkeiten der Kranken, sowie nach der Art wie eine Krankheit zu verschiedenen Zeiten und bei verschiedenen Personen in die Erscheinung tritt, modificirt sein.

Ist auch, besonders durch die Arbeiten von Bennet, Lombard, v. Vivenot, v. Sigmund, Reimer, Waldenburg, Benecke, Biermann und zuletzt noch durch die vorzügliche Schrift Herm. Weber's, schon Bedeutendes geleistet, manches Vorurtheil zerstreut, mancher Irrthum berichtigt worden, so bleibt dennoch Vieles zu ergründen, Manches zu verbessern, Wesentliches von dem Unwesentlichen zu trennen, Anderes in's rechte Licht zu stellen. Aetiologie, Pathologie, Hygiene, haben dabei unstreitig grossen Werth; möge man bei dieser Arbeit aber auch der Geschichte nicht vergessen, da sie es ist, welche uns vor manchem Irrthum bewahren kann, indem sie uns die wechselnden Gestalten betrachten lässt, unter denen derselbe zu verschiedenen Zeiten aufgetreten. —

Herr Dr. **H. J. Thomas**-Badenweiler:

Mortalitätstabelle für die klimatischen Kurorte sowie einige grössere Orte Italiens.

Die Mortalitätstabelle, welche ich Ihnen vorzulegen die Ehre habe, ist aus den Angaben der amtlichen „Statistica del regno d'Italia. Abtheilung: Populazione, Movimento dello stato civile“ berechnet und nur deshalb auf die Jahrgänge **1862**, **1866**, **1869**, **1871—74** beschränkt worden, weil mir in der Universitätsbibliothek zu Genua, wo ich bei einer anderen Gelegenheit diese Arbeit ausführte, kein weiteres Material zur Verfügung gestellt werden konnte. Die Tabelle hat nicht nur den Zweck an die Stelle allgemein gehaltener oder oft schwankender Angaben der Localberichterstatter aus amtlichen Quellen geschöpfte Zahlen zu setzen, sondern auch einmal von dieser Seite die klimatischen Kurorte oder auch sonst vielbesuchten Städte Italiens zu beleuchten. Dabei will ich nun sofort betonen, dass ich keineswegs zu der Ansicht neige, als lasse sich aus der Mortalität der Einwohner ein sicherer Schluss auf die Wirkung ziehen, welche ein zeitweiliger Aufenthalt an den betreffenden Orten für Gesunde wie Kranke haben werde. Immerhin aber wird man nicht verkennen dürfen, dass Orte mit besonders günstigen Mortalitätsverhältnissen, wenn sonst passend, um so eher auch zu einem vorübergehenden Aufenthalt geeignet, hingegen solche Plätze, an welchen die Mortalität eine auffallend grosse ist, im Allgemeinen besser zu meiden sind. — Zur Erläuterung der Tabelle, in welchen die Todtgeburten und die Sterblichkeit der Kinder unter **1** Jahr nicht mitgerechnet sind, weil das Material hierfür nicht vorliegt, habe ich noch Folgendes hinzuzufügen:

Die meisten Orte der Riviera di Levante, an welcher meines Erachtens noch manche mit der Zeit Bedeutung als klimatische Stationen gewinnen werden, weisen eine sehr günstige Mortalität auf, ganz besonders Sori, Bogliasco, Lavagna und Zoagli. — Die Riviera di Ponente ist im allgemeinen weniger begünstigt. —

Die Mortalität der ganzen Provinz Liguria ist eine sehr geringe, mit derjenigen in der Provinz Umbria niedriger als in irgend einer anderen Italiens. In dem Compartimento Liguria kommen in dem Zeitraum von **1863—72** auf **100** Geburten nur **74** Todesfälle, die mittlere Lebensdauer berechnet sich in den Jahren **1863—71** auf **30** Jahre **10** Monate. — Wie Sie aus derselben Tabelle ersehen, beträgt die mittlere Mortalität in ganz Italien mit **31,2** ‰; dieselbe setzt sich in der Weise zusammen, dass Kinder bis zu **1** Mon. **12,31** % von **1** Mon. bis zu **1** Jahr **27,83** %, bis zum **2**. Jahr **11,11** % der Gestorbenen ausmachen. —

Die Verhältnisse liegen dann ferner am günstigsten in Tremezzo (Cadenabbia) am Comersee, welches mit einer Mortalität von **1 : 58,4** oder **17,1** ‰ im Mittel aus **7** Jahren alle anderen **57** aufgeführten Orte nicht unerheblich überragt. Dann folgen mit **19,2** resp. **19,9** ‰

Pegli (bei Genua), Bordighera (an der Riviera di Ponente) und Acireale auf Sicilien, für letzteres, eine Stadt mit über 36,000 Einwohnern, gewiss ausnehmend günstig. Auch Gaëta, eine Stadt von 18,000 Einwohnern, steht mit einer Mortalität von 21,4 ‰ hinter den Genannten wenig zurück, was wohl zu dem Schlusse berechtigt, dass der Golf von Gaëta auch von dieser Seite die warme Empfehlung zu verdienen scheint, welche er, wie schon um die Mitte des 17. Jahrhunderts durch Konrad Victor Schneider, so in unserer Zeit durch Ed. Carrière[1]) erfahren hat. — Von den in der Tabelle erwähnten 6 toskanischen Orten herrscht in Massa, Carrara, Pisa, Florenz und Fiesole eine sehr hohe Sterblichkeit; besser liegen die Verhältnisse in den Bädern von St. Giuliano am Fusse der Pisaner Berge. Ungemein gross ist die Mortalität, welche nicht nur in Neapel wie in den meisten grossen Städten Italiens im Gegensatz zu denen Siciliens, sondern auch in anderen grösseren und selbst kleineren Orten am Golf von Neapel und dem von Salerno herrscht; die Mortalität, in dem noch kürzlich wieder empfohlenen Castellamare di Stabia[2]) ist die grösste aller in Betracht gezogenen Plätze. Andere Orte derselben Küste zeichnen sich wieder vortheilhaft durch geringere Mortalität aus, so Pozzuoli, Casamicciola auf Ischia, Capri, zumeist aber Ischia und Sorrent. — Wenn schon längst vor Neapel, zumal, wie ich das schon bei meiner dortigen Anwesenheit vor nun 10 Jahren erfahren habe, vor dem von den Fremden meist bewohnten Ufer der Chiaja mit der so herrlich gelegenen Villa Reale gewarnt wurde, scheint dies für Castellamare nicht weniger nothwendig zu sein. Affectionen des Nervensystems, Malaria, Typhus und Diphtheritis sind es, welche zur Constituirung der so hohen Mortalitätsziffer hauptsächlich beitragen; Phthisis ist dort wie im Süden Italiens seltener. Nach Prof. Corradi betragen die Todesfälle durch Phthisis, was Millot[3]) bestätigt, in Venedig, Padua, Verona, Mailand, Turin und Genua 2,76 ‰ der Einwohner und 7,56 % der gesammten Mortalitätsziffer, — in Berlin machten die Todesfälle an Phthisis im Jahre 1879 : 11,8 %, im Jahre 1880 : 11,67 % der Sterbefälle aus. — In den Städten des mittleren und südlichen Italiens sind die Proportionen geringer; der Süden scheint sogar dieser Erkrankung relativ günstig zu sein. —

Verhältnissmässig sehr niedrige Zahlen weisen die vier grösseren Städte Siciliens, Palermo, Acireale, Catania, Syracus auf. Wie schon vorher bemerkt, ist die Mortalität in Acireale mit 1 : 50,3 oder 19,9 ‰ ganz ausnehmend niedrig. Selbst in dem wegen Malaria so verschrieenen Syracus müssen günstigere Verhältnisse herrschen, als man bisher annahm.

[1]) le Climat de l'Italie 2. edit. Paris 1876.

[2]) Die Einwohnerschaft ist entweder im Arsenal beschäftigt oder in Seiden- und Baumwollenstofffabriken und Gerbereien thätig.

[3]) l'hygiène publique en Italie. Paris 1876.

Mortalität pro Mille der Einwohnerzahl; die Orte nach ihrer Grösse geordnet.

Mortal. pr. M. d. Einwohnerzahl.	Orte mit 1200—2000 Einwohnern.	Orte mit 2000—5000 Einwohnern.	Orte mit 5000—8000 Einwohnern.	Orte mit 8000—12000 Einwohnern.	Orte mit 12000—20000 Einwohnern.	Orte mit 20000—30000 Einwohnern.	Orte mit 30000 bis 100000 Einwohnern.	über 100000 Einwohner.
Unter 20 ‰	Tremezzo (mit Cadenabbia) 17,1 Bordighera 19,9	Pegli 19,2 Sori 19,4					Acireale (Sicilien) 19,9 36000 Einwohner	
20,1 bis 25,0	Portofino 20,5 Bogliasco 21,0 Pievi di Sori 23,9	Zoagli 21,3 Pallanza 23,8 Gargano 24,2	Lavagna 21,1 Recco 21,5 Porto Maurizio 21,8 Ischia 22,8 Sorrento 23,1 St. Margherita 23,9 Lerici 24,6	Camogli 22,2 Rapallo 22,8 Chiavari 23,5 Formia (Mola) 25,0	Gaëta 21,4			
25,1 bis 30,0	St. Ilario Ligure 26,7	Moneglia 25,1 Salo 25,5 Casamicciola 26,3 Quinto 26,4 Capri 26,6 Alassio 28,5 Levanto 29,6 (?)	Nervi 25,3	San Remo 26,0 Massalubrense 27,6 Sestri Levante 28,2	Pozzuoli 25,8 Bagni di St. Giuliano (bei Pisa) 27,3	Savona 27,3 Spezia 29,1 (?) Siracusa 29,3	Catania 30,0 (80000)	Palermo 26,5
30,1 bis 35,0	Anacapri 30,1	Tramonti 32,7			Fiesole 33,6	Salerno 33,7 Carrara 34,4	Pisa 34,7 (50000)	Genova 32,2 Venezia 33,9 Roma 34,9
35,1 bis 40,0			Amalfi 35,3 Lettere 37,1		Massa (Carrara) 38,1	Castellammare di Stabia 39,2		Firenze 36,5 Napoli 37,8

Herr **Ewald** (Berlin):

Einiges aus dem Gebiete der Verdauungslehre.

M. H., ich folge einer ehrenvollen und schmeichelhaften Aufforderung Ihres Herrn Vorsitzenden, wenn ich mir erlaube, Ihnen über einige Capitel aus der Verdauungslehre und speciell über die Pancreas- und Darmverdauung mehrere in der letzten Zeit mit besonderer Lebhaftigkeit erörterte Capitel vorzutragen.

Das Pancreas ist bekanntlich unter allen saftbreitenden Drüsen, die wir im Organismus haben, von einer ganz besonderen Stellung, indem es nicht ein sondern drei wirksame Fermente absondert, und zwar unterscheiden wir dabei ein Stärke lösendes, sogenanntes diastatisches oder amylolytisches Ferment, sodann ein Ferment, welches im Stande ist, Eiweiss in die Modification der Peptone überzuführen, das proteolytische Ferment oder das Trypsin, und ein drittes Ferment, welches die Fette zerspaltet. Beginnen wir billig mit dem amylolytischen Ferment, schon aus dem Grunde, weil ungefähr $^2/_3$ aller Nahrungsmittel, die wir aufnehmen, aus Stärke bestehen, also der Einfluss dieses Ferments grade von ganz besonderer Wichtigkeit ist. Ein jedes diastatisches Ferment wie z. B. die Diastase, der Speichel, der Pancreassaft — diese Fermente tragen ja ihren Namen bekanntlich nach dem in den Malzkeimlingen enthaltenen Ferment — hat, wie man bisher glaubte, die Eigenschaft, Stärke in Zucker umzuwandeln.

Bekanntlich ist die Stärke selbst ein in Wasser unlöslicher Körper; erst bei der Keimung oder unter dem Einfluss des heissen Wassers bricht die Hülle, welche die einzelnen Stärkekörner umgiebt, auf und der Inhalt quillt zu einer elastischen mehr oder weniger zähen Masse, dem Kleister, auf. Wenn man solchen Kleister mit etwas Diastase versetzt, so geht er in Lösung über und wird zu einer Flüssigkeit, der sogenannten löslichen Stärke, welche die Eigenschaft hat, sich mit Jod blau zu färben. Wenn man nun die Diastase längere Zeit einwirken lässt, so erhält man schliesslich einen Körper, welcher die Eigenschaften des Zuckers hat, und Sie Alle werden in der Doctrin erzogen worden sein, dass die Einwirkung der Diastase und damit eingeschlossen des Speichels und des Pancreasferments, darin bestehe, glattweg Stärke in Zucker umzuwandeln, dass also aus einem Molekül Stärke — $C_{12} H_{20} O_{10}$ — durch Zutritt Wasser ein Molekül Traubenzucker — $C_{12} H_{24} O_{12}$ — entstehe.

Die neuere Zeit hat aber sehr erhebliche Umwandlungen in dieser Beziehung gebracht, sodass von der alten Lehre eigentlich nur wenig übrig geblieben ist.

Schon vor längerer Zeit fanden nämlich O. Sullivan in England und Musculus in Strassburg, dass sich bei der Einwirkung der Diastase auf die Stärke nicht, wie man bisher annahm, nur Zucker bildet, sondern dass noch ein anderer Körper auftritt, das Dextrin, sodass aus drei Theilen Stärke sich ein Theil Zucker bildet und zwei Theile Dextrin.

Wenn der Process der Umwandlung der Stärke so weit vorgedrungen ist, so hört die Wirkung der Diastase auf, in ganz ähnlichem Sinne, wie die Wirkung des Alkoholfermentes aufhört, wenn im Wein die alkoholische Gährung bis zu einem gewissen Procentgehalt an Alkohol vorgeschritten ist. Das Dextrin ist ein Körper, welcher gewissermaassen eine Mittelstufe zwischen Stärke und dem eigentlichen Zucker einnimmt. Er hat nämlich mit der Stärke gemein, dass er nicht crystallisirbar ist, dass er in trockenem Zustand ein gummiartiges Pulver darstellt, dass er alkalische Kupferoxydlösung nicht reducirt, dass er nicht gährungsfähig ist. Er hat mit dem Zucker gemein, dass er sich sehr leicht im Wasser löst, eben so leicht in verdünntem Alkohol, und dass er die Strahlen des polarisirten Lichtes um ein ganz beträchtliches nach rechts ablenkt; sein Rotationsvermögen ist 138. Weitere Untersuchungen haben nun aber gezeigt, dass mit diesem immer noch scheinbar einfachen Verlauf der Hergang der Diastasewirkung nicht erschöpft ist, sondern es ergiebt sich, dass das Dextrin eine Folge bildet von verschiedenen Dextrinen, d. h., dass man verschiedene, sich chemisch sehr nahe stehenden Körper unterscheiden muss, welche in einer continuirlichen Reihenfolge aus der Stärke entstehen, und die mit dem Zucker enden. Und zwar unterscheidet man dabei im wesentlichen 2 Dextrine, die ihren Namen erhalten haben von den verschiedenen Farben der Reaction, die sie bei Zusatz von Jod geben, ein Dextrin, welches sich bei Jodzusatz purpurroth färbt, das Erythrodextrin von ἐρυθρος roth, ein anderes Dextrin, welches sich bei Jodzusatz nicht mehr färbt das Achroodextrin von ἄχροος farblos. Wir hätten also bereits zu unterscheiden bei der Aufeinanderfolge: Stärke, lösliche Stärke, ferner das Erythrodextrin und das Achroodextrin. Aber auch der Zucker, den ich vorhin als Product der Diastasewirkung aufgeführt habe — und ich verstehe darunter den Traubenzucker, die uns bekannte Dextrose —, tritt bei der Diastase nicht auf, sondern man erhält statt dessen ein dem Zucker wiederum sehr nahestehendes aber doch nicht ganz mit ihm identisches Product, die Maltose. Der Zucker hat die Zusammensetzung $C_{12}\ H_{24}\ O_{12}$, die Maltose ist davon unterschieden durch ein Minus von 1 Molekül Wasser: $C_{12}\ H_{22}\ O_{11}$. Sie ist aber in vielen Beziehungen dem Zucker sehr ähnlich, sie dreht das Licht nach rechts, sie reducirt alkalische Kupferoxydlösungen, sie ist sehr schön crystallisirbar, aber sie unterscheidet sich von ihm durch ihre Löslichkeit in Alkohol, durch die Stärke ihres Reductionsvermögens und durch einige andre kleinere Differenzen. Es tritt also bei der Einwirkung der Diastase auf die Stärke nicht Zucker als letztes Endproduct auf, sondern es tritt Maltose und eine Reihe von Dextrinen auf, und zwar haben die neueren Chemiker ausser den beiden schon genannten Dextrinen, eine ganze Anzahl von

Zwischenstufen dargestellt, sodass man nicht weniger als 8 verschiedene Dextrine bei diesen Uebergängen constatirt hat. Mit der Maltose hört aber die Wirkung der Diastase auf, sie geht nicht bis zu dem letzten und schliesslichen Endproduct, dem Zucker über, es bilden sich Spuren von Traubenzucker, von Dextrose dabei, aber doch nur in geringen Quantitäten.

Das ist der gegenwärtige Stand der Lehre von der Einwirkung der diastatischen Fermente auf die Stärke.

Wir haben nun noch ein anderes Ferment, welches wir bei der Darmverdauung zu berücksichtigen haben. Das ist ein Ferment, welches in der Hefe vorkommt, das sogenannte Invertferment, welches im Stande ist aus Rohrzucker, aus Sacharose, den sogenannten Invertzucker, d. h., ein Gemisch von rechts drehendem Zucker, Dextrose und links drehendem Zucker, Levulose zu bilden.

Schon durch die Untersuchungen von Claude Bernard ist bekannt geworden, dass der Darmschleim, resp. Saft, den die Drüsen des Darmes absondern, ein Ferment enthält, welches diese Inversions-Wirkung besitzt. Es ist aber diese invertirende Eigenschaft um deswillen von ganz besonderer Wichtigkeit, weil ein grosser Theil der Kohlehydrate die wir aufnehmen, dem Rohrzucker angehören.

Nach dieser gewissermaassen vorbereitenden Darstellung werden Sie nun mit einem Schlage übersehen, welcher Art unsere heutigen Vorstellungen über die Wirkungen des amylolytischen oder diastatischen Ferments in dem pankreatischen Saft sind. Sie decken sich nämlich vollständig mit der Vorstellung, die wir über die Wirkungen der Diastase haben. Das amylolytische Ferment des Pancreas ist nicht im Stande, die Stärke weiter zu lösen, weiter umzuwandeln wie bis zur Bildung von Maltose, also eine Bildung von Dextrose, von Traubenzucker wie wir es bisher angenommen und gelernt haben, findet durch das pankreatische Ferment garnicht statt, sondern diese Wirkung, die Maltose also in ihr letztes Endproduct umzuwandeln, ist die Aufgabe des Darmsaftes, des Darmschleimes.

Wenn man den Darmschleim auf Maltose einwirken lässt, so entsteht Traubenzucker. Wenn man aber den Darmschleim auf Stärke einwirken lässt, so ändert er die Stärke nur in ausserordentlich geringem Maasse; er besitzt nicht das Vermögen, die Stärke bis zum Punkte der Maltose umzuwandeln wie das Pancreas. Umgekehrt ist der pankreatische Saft nicht im Stande, Rohrzucker in Invertzucker zu verwandeln, während der Darmsaft dieses Inversionsvermögen in hohem Maasse besitzt.

So haben wir also bei der Verdauung der Amylaceen im Darm zwei Phasen zu unterscheiden und die beiden wichtigen Excrete, der pankreatische Saft und der Darmsaft ergänzen sich gewissermaassen, indem das eine da zu wirken anfängt, wo das andere zu wirken aufhört. Der pankreatische Saft bereitet die Amylaceen vor bis zu der Stufe, wo nun der Darmsaft in Action tritt und den von dem pankreatischen Saft begonnenen Process gewissermaassen zu Ende führt. Sie sehen also daraus, dass sich die Verhältnisse jetzt ganz bedeutend complicirter gestalten, als sie es nach dem bisher gangbaren Schema gewesen sind. Es ist freilich eine andere Frage, in wieweit die Amylaceen in die löslichen Producte übergeführt werden müssen, also in die Dextrine in die Maltose und in die Dextrose resp. in Invertzucker, um zur Resorption gelangen zu können. Darüber wissen wir bis jetzt so gut wie garnichts. Es ist fraglich, ob unter allen Umständen der Process bis zur Bildung von Traubenzucker vorgeschritten sein muss oder nicht.

Wir wissen nur soviel, dass wir die Dextrine in dem Blut zwischen dem Darm und der Leber, also in den Pfortaderstämmen vorfinden können. Ob die Dextrine als solche in das Blut übergegangen sind, oder ob sie erst in dem Blute zurückgebildet sind, ähnlich wie das Glycogen in der Leber zurückgebildet wird, wissen wir nicht. Wir wissen aber, dass die Maltose nach den letzt veröffentlichten Untersuchungen von Külz ein Glycogenbildner ist, d. h. in hohem Maasse die Menge des Glycogens in der Leber zu vermehren im Stande ist.

Der zweite Punkt, m. H., auf den ich mit einigen Worten eingehen möchte, ist die Wirkung des pankreatischen Saftes auf die Fette. Auch hier hat sich ein bedeutender Umschwung der Anschauungen in der letzten Zeit geltend gemacht. Als in den vierziger Jahren Claude Bernard die Beobachtung gemacht hatte, dass der pankreatische Saft in hohem Maasse befähigt ist, die Fette in Emulsion zu verwandeln, hatte man immer auf diese Eigenschaft des pankreatischen Saftes ein ganz besonderes Gewicht gelegt. Man hat sie ebenfalls als einen integrirenden Bestandtheil der Fermentwirkung des pankreatischen Saftes aufgefasst und man war dazu aus folgenden Gründen ganz besonders geneigt:

Sie wissen Alle, dass Fette und ebenso die Fettsäuren keine diffusiblen Körper sind. Um ihren Uebergang aus dem Darm in die Säfte des Körpers zu bewerkstelligen, musste, wenn sie nicht diffusibel waren, ein mechanisches Moment herangezogen werden. Man fand dasselbe bekanntlich in der feinen Zertheilung der Fette, welche dieselben im Darm eben durch den pankreatischen Saft erleiden sollten, und Ihnen sind die Anschauungen bekannt, die man sich über die eigenthümliche Structur der Darmepithelien macht, welche einen continuirlichen Weg von dem Darm durch die Poren der Epithelzellen und die Saftbahnen der Zotten bis in die Gefässe hinein ermöglichen sollen. Unterstützt wurde diese Anschauung durch die Entdeckungen von Brücke und Gad, dass in alkalischen Lösungen bestimmter Concentration die Fette ohne mechanische Nebenwirkungen durch einen rein physikalischen Process, also ohne geschüttelt zu werden, sich zu einer feinen Emulsion vertheilen. Indessen, m. H., wenn man den pankreatischen Saft kocht und nun mit Fett schüttelt, so giebt er ganz dieselbe emulgirende Wirkung, wie der frische pankreatische Saft. Es ist also von einer

Fermentwirkung keine Rede, denn alle Fermente werden in der Kochhitze zerstört. Die Emulsionswirkung des pankreatischen Saftes beruht vielmehr auf seiner Alkalescenz und auf seinem Gehalt an Eiweisskörpern. Wenn Sie den Darm eines Thieres in der Verdauung öffnen, werden Sie niemals darin eine so dünne flüssige Masse finden — es müsste denn sein, dass pathologische Zustände vorhanden sind — dass von einer Emulsionsbildung überhaupt die Rede sein könnte und wenn Sie den Inhalt des Darms mikroskopisch untersuchen, so können Sie auch hier eine eigentliche Emulsion nicht nachweisen. Drittens ist ausserordentlich zweifelhaft, ob wir es wirklich in den Zotten mit präformirten Wegen, mit einem Canalsystem zu thun haben, welches von dem Darm in die Säfte hineinführt. Wie aber, wenn wir diese emulgirende Wirkung des Darmsaftes gar nicht für unseren Zweck nöthig haben, sondern wenn wir ein Mittel fänden, welches erlaubt, die Fette direct in die Säfte hineinzubringen? In der That besitzen wir ein solches Mittel, resp. besitzt es der Organismus. Er braucht nur die Fette zu zerspalten. Die Fette bestehen bekanntlich aus einer Fettsäure und Glycerin, und zwar bei den meisten menschlichen Fetten Stearinsäure und Palmitinsäure. Diese Fettsäuren sind an und für sich ebenso wenig diffusibel, wie die Fette, aber die Fettsäuren verbinden sich mit Alkalien zu Seifen und bilden nun leicht lösliche und sehr leicht diffusible Substanzen. Ebenso ist der andere Paarling, das Glycerin ein sehr leicht löslicher und leicht diffusibler Stoff, und beide Theile, die Seife und das Glycerin, können nach den gewöhnlichen Gesetzen der Diffusion in die Epithelien des Darms übergehen, und es braucht nur einer eigenthümlichen Wirkung der Epithelien der Zotten, nämlich der, aus den Verbindungen von Seifen und Glycerin wieder das Fett herzustellen, um sofort den Uebergang des Fettes in die Säfte bewirken zu können. Das ist nun in der That der Fall. Es sind schon im Jahre 1876 von einem Russen Perevoznikow und ferner in den letzten Jahren von Will und J. Munk Versuche angestellt worden, welche ergeben, dass man bei Thieren, denen man Seifenlösungen oder Fettsäuren in den Darminhalt injicirte, freies Fett in den Epithelien wiederfinden kann. Man erkennt es sehr leicht daran, dass es sich mit Osmiumsäure schwarz färbt. Durch diese Untersuchungen ist also auch wieder die Lehre und die Vorstellung, die man sich früher von der Wirkung des pankreatischen Safts auf die Fette gemacht hat, in erheblichem Maasse alterirt worden, denn es kommt jetzt nicht nur die eine Seite, die Emulsionsbildung des pankreatischen Saftes in Betracht, sondern es kommt in weit höherem Maasse eine andere Seite desselben zur Geltung, die man früher viel weniger berücksichtigt hat, das ist die Fähigkeit des pankreatischen Saftes, Fette in ihre Bestandtheile zu gliedern, in Glycerin und Fettsäure zu zerlegen. Also auch nach dieser Richtung hin, m. H., sehen Sie, dass wir unsere Anschauungen über die Wirkung des Pancreas ziemlich erheblich ändern müssen.

Ich will wegen der vorgerückten Zeit die dritte Function des pankreatischen Saftes, nämlich seine Einwirkung auf die Eiweisskörper nur mit zwei Worten besprechen. In der That würde ich auch wenig darüber zu sagen haben, denn die Wirkung des pankreatischen Saftes auf Eiweiss, das Eiweiss in Peptone überzuführen, ist seit längerer Zeit bekannt, und die neueren Untersuchungen haben daran nichts Wesentliches geändert. Dagegen hat man in neuerer Zeit angefangen, den pancreatischen Saft nach dieser Richtung hin auch praktisch zu verwerthen. Während man bereits vor längerer Zeit Pepsin künstlich dargestellt oder es sich zum Gebrauch künstlich selbst ausgezogen hat, hat man in letzter Zeit auch versucht, künstliche Extracte des Pancreas resp. Extracte des pancreatischen Saftes darzustellen und dieselben als Pancreatine in den Handel gebracht, ursprünglich in der Idee, dieselbe per os einzuführen und dadurch die Verdauung im Darm zu unterstützen. Ich habe mich vor einiger Zeit, wesentlich gestützt auf schon ältere Versuche von Kühne, die ich dann wiederholt habe, sehr entschieden gegen diese Verwendung der Pancreatine aussprechen müssen, weil das Ferment, welches hier in Betracht kommt, das Trypsin durch die Magenverdauung vollständig zerstört wird. Es ist nicht möglich, wenn man das Pancreatin der Pepsinverdauung einige Zeit unterworfen hat, noch ein wirksames Pancreatin zu erhalten. Diese Untersuchungen sind später von Vulpian und Roberts bestätigt worden und auch sonst entgegenstehende Stimmen haben sich allmählich dem Thatbestande nicht verschliessen können.

Es giebt aber eine andere Methode, den pancreatischen Saft für die Verdauung zu verwerthen, welche darin besteht, dass man mit Hilfe desselben die Speisen künstlich vorher verdaut, ehe man sie dem Kranken giebt. Derartige Versuche sind ja nicht so fernliegend, sie sind ja schon anderwärts gemacht worden, indem man peptonisirtes Fleisch, Liebig'schen Fleischextract u. A. m. verwerthet hat, indessen glaube ich, dass man nach dieser Richtung hin nicht genug verschiedene Präparate besitzen kann, weil allen diesen Präparaten, sie mögen so gut gemacht sein wie sie wollen, eine gewisse für den Gaumen sehr unangenehme Nebeneigenschaft anhaftet. In meiner doch auch jetzt ziemlich reichlichen Erfahrung darüber habe ich noch nie Jemand getroffen, der diese Dinge auch nur einigermaassen lange hintereinander nehmen kann. Sie widerstehen den Kranken sehr bald, man muss sie aussetzen und es ist sehr gut, wenn man eine Reihe von verschiedenen Präparaten zur Disposition hat, grade so, wie man nicht mit einem Narcoticum auf die Dauer auskommt, sondern je mehr Narcotica man haben kann, desto besser es für die practische Verwerthung ist. Es hat nun zuerst der Engländer Roberts angefangen, mit Hülfe des Pancreas solche artificielle Verdauungspräparate oder Nährflüssigkeiten herzustellen, und zwar hat er dazu zuerst die Milch genommen, später aber auch allerlei Amylaceen, wie Haferschleim, Mehlsuppe und Aehnliches verwendet. Ich habe Ihnen nun hier einige Präparate mitgebracht, welche den Einfluss des Pancreasextractes auf die Milch illustriren; man kann sich dazu der verschiedenartigsten künstlichen Pancreatine bedienen, soweit sie überhaupt wirksam sind, und soweit ich geprüft habe, ist besonders wirksam ein Präparat von Savory und Moor in London, ferner ein Präparat Pancreatin von Witte in Rostock und das von Keller in Freiburg auf Antrieb des Herrn Engesser fabricirte sogenannte Engesser'sche Pancreaspulver. Doch will ich damit anderen Fabrikanten nicht zu nahe treten. Man kann sich aber auch selbst solche künstliche Verdauungsflüssigkeiten machen, wenn man ein fein gehacktes Pancreas mit irgend einer wässerigen und gegen Fäulniss geschützten Flüssigkeit übergiesst. Hierzu dient entweder eine verdünnte Alkohollösung von 12—15 Proc. oder, was auch sehr wirksam ist, eine Chloroformlösung von etwa $1^1/_2$ Proc. Wenn man fein gehacktes Pancreas damit übergiesst, etwa auf 1 Theil Pancreas 5 Theile dieser Chloroformlösung nimmt, und das Ganze einige Tage stehen lässt, dann durch ein Tuch abseiht oder filtrirt, so erhält man eine ziemlich stark nach Chloroform riechende Flüssigkeit, die leicht getrübt ist, insipide schmeckt, und die recht stark verdauende Wirkungen, sowohl auf die Amylaceen wie auf die Eiweisskörper besitzt. Ich habe mir solche Flüssigkeit gemacht. Das ist noch so ein kleiner Rest davon. Wenn man den Chloroformgeruch scheut — und er ist ja in der That unangenehm — so braucht man die Flüssigkeit nur eine Stunde vor dem Gebrauch in eine flache Schaale einzugiessen, dann dampft alles Chloroform ab. Wenn ich nun etwa $^1/_2$ Liter Milch nehme, mit 4 Theilen Wasser verdünne und dann eine kleine Quantität doppelt kohlensaures Natron zusetze, etwa auf den Liter eine Messerspitze, und dem Gemisch je nach der Wirkung, nach der Kraft des betreffenden Präparats verschiedene Mengen des Extracts zusetze — z. B. kann man von dem Engesserschen Pancreaspulver etwa 1 bis $1^1/_2$ Theelöffel zusetzen — das Ganze 1—2 Stunden bei 30 bis 40° in die Wärme stelle — also eine Ofenröhre genügt vollkommen für die Praxis — nachher aufkoche und durch ein Tuch colire, — es bildet sich da nämlich immer ein ziemlich starkes Gerinnsel in der Milch — so bekomme ich eine solche gelbliche Lösung, die einen stark bitteren Geschmack hat, von der Herr Roberts behauptet, dass sie vielen Kranken nicht unangenehm wäre. Ich muss gestehen, sie schmeckt grässlich, und auch wo ich sie angewendet habe, habe ich sie nur durch die Schlundsonde gegeben, aber in solchen Fällen ist sie in der That sehr gut. Sie können sie aber mit Bouillon vermischen oder zu irgend einer anderen Masse zuthun, und dann wird der schlechte Geschmack zum grössten Theil verdeckt. Ich habe hier auf etwa 300 Cbcm. von dieser peptonisirten Milch 5 Esslöffel Bouillon zugesetzt, und zwar einer sehr schwachen Bouillon — heute Morgen war sie noch nicht weiter eingekocht — und ein nicht so übel schmeckendes Gemisch erhalten, welches man ganz gut nehmen kann. In dieser Flüssigkeit ist nun das gesammte Caseïn in Pepton umgewandelt. Es ist also dem Magen die Arbeit der Peptonisirung vorweg genommen worden, grade so, wie uns ja auch mit vielen andern Nahrungsmitteln, die wir zu uns nehmen durch die Arbeit der Natur resp. der Thiere die Umwandlung in die für die Resorption nöthige Modification erspart wird und ich will Ihnen hier nun noch zeigen, dass die Flüssigkeit in der That eine sehr starke Peptonreaction giebt. (Anstellung der sog. Biuretreaction.) Ich bemerke, dass der gesammte Milchzucker und die gesammten Salze der Milch auch hierin noch enthalten sind. Es werden sich ja noch sonst verschiedene Modificationen anwenden lassen, je nachdem man nach der einen oder nach der andern Richtung hin den Geschmack zu verbessern sucht. Sie sehen, die Flüsigkeit giebt nach Zusatz von Natronlauge und Kupfersulfat diese prachtvolle purpurrothe Färbung, die das Vorhandensein grosser Mengen von Peptonen beweist, während die gewöhnliche Milch diese Peptonreaction nur theilweise giebt.

Das war, was ich mir erlauben wollte, Ihnen vorzutragen. Wenn es Ihnen zu akademisch und zu wenig den Zwecken des balneologischen Congresses entsprechend gewesen ist, muss ich Sie an den Herrn Vorsitzenden verweisen, der als gewiegter Parlamentarier meine Vertheidigung übernehmen dürfte; auf der andern Seite möchte ich mir gestatten, Sie daran zu erinnern, dass ohne das genauste detaillirteste Können und Kennen der physiologischen Vorgänge ein practisches Handeln immer nur ein frommer Wunsch bleiben, nie eine wirkliche Thatsache werden kann.

Herr **v. Liebig** (Reichenhall):

Ueber Molke und Nährsalze.

Den wirksamen Stoffen unserer Heilquellen begegnen wir wieder unter den Aschebestandtheilen des Körpers und der Nahrung, deren Verbindungen untereinander auch als Nährsalze bezeichnet werden. Solche sind die Chlorverbindungen und die Kohlensäureverbindungen, hauptsächlich des Natrons, des Kalks, der Magnesia und des Eisens. Andere Nährsalze, wie die Phosphate des Kaliums und der Erden und das Chlorkalium finden sich nicht oder nur wenig in den Heilquellen, wir treffen sie aber in den auf die gleiche Weise als Kurmittel benutzten Obst- und Pflanzensäften und in der Molke.

Unsere Kenntniss der physiologischen Aufgaben dieser Stoffe ist in manchen Punkten noch unvollständig und ihre Ergänzung wäre um so wünschenswerther, als die Nährsalze auch eine Bedeutung für die Auswahl der Kost haben, welche den Leidenden unter verschiedenen Verhältnissen heilsam ist.

Dies mag mich entschuldigen, wenn ich es unternehme, die Aufmerksamkeit der geehrten Versammlung auf einige, zum Theil nicht mehr neue Arbeiten über die Nährsalze zu richten, die aber seither der Beachtung der balneologischen Lehrbücher entgangen sind.

Die erste dieser Arbeiten, von J. Forster, untersucht die Bedeutung der Aschensalze der Nahrung im Allgemeinen, die zweite, von E. Kemmerich, die physiologische Wirkung der Kalisalze, die dritte, von J. Lehmann, die Wirkung der Nährsalze und des Kalkes, die vierte, von Erwin Voit, die Bedeutung des Kalkes [1]).

Bezüglich des Auftretens der Nährsalze im Körper darf als bekannt angenommen werden, dass die Form der eiweisshaltigen Gewebe an einen bestimmten Gehalt von Erdphosphaten und von Eisen untrennbar gebunden ist, dass ausserdem in der Asche der Muskeln, des Gehirns, der Leber, der Milz und der Blutzellen die Kalisalze, das Kaliphosphat und das Chlorkalium, und in der Asche der Blutflüssigkeit, der Lymphe und der Secrete die Natronsalze vorwiegend vertreten sind.

Die Menge der Nährsalze, welche hier in Betracht kommt, ist verhältnissmässig gering, sie bewegt sich um die Höhe eines Procentes der frischen Organe. Sie steigt kaum höher als $1^1/_2$ Proc., und nur die Knochen bilden eine Ausnahme, da sie über 50 Proc. an Aschenbestandtheilen enthalten.

So gering auch dieser Gehalt erscheint, so darf doch eine Verminderung in dem Verhältniss der Nährsalze eine bestimmte kleine Grösse nicht überschreiten, ohne die Leistungsfähigkeit und selbst das Leben zu gefährden.

Den Nachweis für diesen Satz liefert die Arbeit von Forster, welcher Tauben und Hunde mit möglichst salzfreier Nahrung und destillirtem Wasser fütterte. Die Hunde erhielten Fleisch, welches durch Auslaugen von seinem Salzgehalte möglichst befreit wurde, so dass nur noch etwa $^1/_7$ desselben zurückblieb; daneben erhielten sie hinreichende Mengen von Fett oder Stärkemehl.

Die Verdauung und Aufnahme der Nahrung vollzog sich bis gegen das Ende der Versuche in normaler Weise, aber schon nach 8 bis 14 Tagen zeigten die Hunde Ermattung und Muskelschwäche, besonders der hinteren Extremitäten. Es folgte Theilnahmlosigkeit, die mit nervöser Reizbarkeit wechselte, endlich Lähmung der Hinterbeine, Muskelzittern, Schreckhaftigkeit. Gelegentlich trat einmal bei dem einen Hunde Krampf der Kaumuskeln auf, bei Tauben waren allgemeine Krämpfe aufgetreten. Zu Ende der Versuche war auch die Verdauung gestört, der Stuhl wurde diarrhoisch, die Nahrung blieb unverändert im Magen liegen und wurde endlich erbrochen.

[1]) J. Forster, Biologie IX. 277. 1873. E. Kemmerich, Pflüger's Archiv II. 49. 1869. Prof. Dr. J. Lehmann, Zeitschrift des landwirthschaftl. Vereins in Bayern, Dezemberheft 1873. Erwin Voit, Z. für Biologie XVI. 55. 1880.

Bei dem einen Hunde, bei welchem der Versuch ohne Störung durchgeführt werden konnte, kam man dem erwarteten Tode am 26. Tage durch Verblutung zuvor. Der 32 Kilo schwere Hund hatte während dieser Zeit nur etwa 1400 Grm. Fleisch verloren, und die Organe zeigten bei der Section einen guten Ernährungszustand und keinen Fettmangel, alle Organe enthielten aber weniger Wasser, als im Normalzustande.

Der Verlust an Aschebestandtheilen, welcher den Tod herbeigeführt hatte, vertheilte sich über alle Organe. Er erscheint verhältnissmässig nicht sehr gross: das Gehirn hatte etwa 5 Proc. seines Aschengehaltes verloren, die Muskeln etwas über 6 Proc. Der Verlust der Knochen war sehr klein und konnte nicht besonders bestimmt werden. Der Verlust des Blutes war am grössten, er betrug 30 Proc. und das Chlor im Blute, welches besonders bestimmt wurde, hatte um 31 Proc. abgenommen.

Man hatte das Verhalten des Chlores zum Maassstabe für das Verhalten der Aschenbestandtheile überhaupt gewählt und dessen Bestimmung im Harne öfters vorgenommen. Es war zuletzt bis auf unwägbare Spuren aus dem Harne verschwunden, und in dem Erbrochenen, welches anfangs noch grössere Mengen enthalten hatte, fand man am letzten Tage nur 0,01 Grm. Bei der Section reagirte der spärliche Mageninhalt nicht sauer, der Inhalt des Dünndarms nicht alkalisch.

Es muss auffallen, dass das Blut durch die Nieren oder in den Secretionen kein Chlor mehr abgab, obgleich es immer noch über zwei Drittheile seines Chlors und seines Aschengehaltes überhaupt behalten hatte. Diese Thatsache steht aber nicht allein, sie stimmt mit früheren Beobachtungen überein, welche gezeigt haben, dass das Blut ein bestimmtes Verhältniss an Aschebestandtheilen festhält, welche es weder durch die Nieren noch auf andere Weise während des Lebens verliert. Dieses Verhältniss ist also fest an das Blut gebunden, während das Blut die darüber hinausgehenden und frei in dasselbe gelangenden Mengen der Nährsalze wieder abgeben kann.

Verfolgen wir das Verhalten der Nährsalze während des Versuches, so ist hervorzuheben, dass ihre tägliche Abscheidung mit dem Harne und dem Kothe nicht unterbrochen wurde; sie erfolgte in Mengen, welche die kleine, mit der salzarmen Nahrung noch eingeführte Menge weit übertraf. Man darf annehmen, dass zu Anfang des Versuches noch ein Vorrath von freien Salzen im Körper vorhanden war, der somit täglich vermindert wurde. Allerdings erhielt er einen kleinen Zuschuss durch die in Folge des täglichen Zerfalles frei werdenden Aschenbestandtheile, dagegen wurde aber nachweisbar eine gewisse Menge der freien Salze in Verbindung mit der eingeführten salzarmen Nahrung zum Ersatze verbrauchter Organtheile verwandt, wodurch sie der Circulation entzogen wurden.

Während also ein grosser Theil der freien Aschenbestandtheile ausgeschieden und ein anderer in der Erhaltung der Organe festgelegt wurde, musste die verfügbare Menge frei beweglicher Nährsalze sich immer mehr vermindern. Die Folgen dieser Verminderung zeigten sich zuerst in der Ermüdung der Muskeln, dann in dem Auftreten der reizbaren Schwäche und in der Lähmung der Hinterbeine. Nachdem das Blut endlich nahezu $^1/_3$ seiner Achsenbestandtheile eingebüsst hatte und die übrigen Organe in geringerem Verhältniss, konnte das Blut aus seinem eigenen Gehalte nicht mehr genug Chlor abgeben, und es konnte auch aus den übrigen Organen keines mehr herbeiführen, um die zur Verdauung nöthige Magensäure zu bilden und es konnte kein Natron mehr abgeben, um den Darmsaft alkalisch zu erhalten.

Hieraus wird es klar, was Forster noch nicht ausspricht, dass die im Normalzustande in den Organen und im Blute vorhandene Menge an frei beweglichen Salzen dazu dienen muss, die innere Arbeit des Körpers zu unterhalten. Ohne freie Salze kann weder die Thätigkeit der Muskeln, noch die des Nervensystems oder der Verdauungsorgane in normaler Weise fortdauern.

Bei dem Hunde Forster's betraf die Verminderung der Nährsalze im Körper nur den frei beweglichen und arbeitenden Theil derselben, welcher im Blute nahezu $^1/_3$ des normalen Aschengehaltes betrug. Die übrigen Organe verloren weniger, allein das Verhältniss, welches sie zur Arbeit abgeben konnten, musste wenigstens für einige ihrer Salze erschöpft gewesen sein, denn wäre dies nicht der Fall gewesen, dann würde das Leben des Thieres noch nicht geendet haben.

Im Leben wird die Erhaltung eines Vorrathes von freien Salzen dadurch begünstigt, dass der Körper die Fähigkeit besitzt, Nährsalze auf kurze Zeit aufzuspeichern, denn man hat die Beobachtung gemacht, dass von einem Salze, welches in grösserer Menge eingeführt wird, eine gewisse Menge über den augenblicklichen Bedarf im Körper zurückbleibt, welche erst allmählig zur Ausscheidung gelangt.

Es ist eine merkwürdige Thatsache, welche auch Forster hervorhebt, dass der Tod des Hundes durch Entziehung der Nährsalze schneller herbeigeführt wurde, als es nach anderen Erfahrungen geschehen sein würde, wenn das Thier verhungert wäre. Der erste Hund Forster's, der während des Versuches bisweilen das Fressen verweigert hatte, schien sich nach mehrtägigem Hunger besser zu befinden als vorher.

Dies erklärt sich daraus, dass bei dem Hunger die Menge der durch den täglichen Zerfall frei werdenden Salze zur Arbeit verwandt werden kann, so dass das Verhältniss des arbeitenden Theiles nicht vermindert wird. In unserem Falle dagegen wurde ein Theil dieser Salze in Neubildungen festgelegt, und dadurch dem Verkehr entzogen.

Forster's Ergebnisse lehren uns, dass nur eine geringe Verminderung in dem Verhältnisse der Nährsalze dazu gehört, um die Thätigkeit der Organe zu beeinträchtigen, und es folgt daraus, dass auch die Menge der freien Salze, welche zur Fristung des Lebens gerade hinreicht, eine verhältnissmässig geringe ist.

Aus den nun folgenden Arbeiten von Kemmerich und von J. Lehmann werden wir aber sehen, dass sowohl die Entwickelung der Organe, als ihre Thätigkeit, in hohem Grade gefördert werden, wenn die Zufuhr der Nährsalze eine reichliche wird.

Kemmerich fütterte zwei junge Hunde von gleichem Alter und nahezu gleichem Gewichte mit ausgekochtem Fleische, welches noch einen Theil seiner Salze enthielt.

Dem einen wurden die Kalisalze des Fleisches und Kochsalz zugesetzt, dem anderen nur Kochsalz, und beide erhielten jedesmal das Futter in gleichem Gewichte und in steigender Menge, so wie es das Wachsthum erforderte. Das Wasser war gewöhnliches und nicht destillirt.

Nach 26tägiger Fütterung wurde der Versuch umgekehrt, indem nun der erste Hund nur Kochsalz, der andere neben dem Kochsalz auch die Kalisalze erhielt.

Obgleich nun die Verdauung der beiden Hunde während des Versuches ganz normal war, so zeigten sich doch Unterschiede in ihrer Entwickelung. Der erste Hund mit den Kalisalzen hatte nach 26 Tagen um 2 Kilo zugenommen, der Kochsalzhund nur um 800 Gramm. Dieser blieb schwach und elend, er wurde immer matter, lag theilnahmlos im Winkel und konnte zuletzt kaum noch gehen. Noch am Tage der Umkehr des Versuches trat Kreuzlähmung ein und ein allgemeiner tonischer Muskelkrampf; der Hund verhielt sich also bei dem Mangel der Kalisalze ähnlich, wie Forster's Thiere bei Entziehung aller Nährsalze.

Nach der Umkehr des Versuches erholte sich dieser Hund unter dem Genuss der Kalisalze und hatte bald den anderen an Gewicht überholt, der nun seinerseits in der Entwicklung zurückblieb.

Eine weitere, im Laufe dieses Versuches gemachte Beobachtung hatte ergeben, dass die Zunahme des Kalisalzhundes langsamer wurde, wenn man ihm das gleichzeitig gegebene Kochsalz entzog.

Die Versuche von J. Lehmann hatten zum Zwecke, die Unterschiede in der Entwicklung zu beobachten, welche die Zumessung eines ungleichen Verhältnisses an Nährsalzen bewirken konnte. Er benutzte 5 Schweine desselben Wurfes, im Alter von drei Monaten, die sich alle in gleich gutem Ernährungszustande befanden.

Die Grundlage der Nahrung bestand in Fleischmehl, aus den Rückständen der Bereitung des Fleischextractes und in Kartoffeln. Das Fleischmehl enthielt immer noch etwa ein Viertheil seiner Salze, besonders die Phosphate der Erden und Eisen, aber zu wenig Kaliumphosphat, Chlorkalium und Chlornatrium. Die Kartoffeln enthielten in der Asche viel Kaliumphosphat, hatten aber Mangel an Erdphosphaten und an Eiweissstoffen.

Für den Versuch wurden die Thiere in drei Abtheilungen gebracht, in der ersten und zweiten waren je zwei Schweine, in der dritten nur eines.

Von dem Fleischmehle erhielten die beiden ersten Abtheilungen immer die gleichen Mengen, und Kartoffeln, so viel ihre Fresslust verlangte. Ausserdem wurden der ersten Abtheilung ein Zusatz von Kalisalzen gegeben, der zweiten ein Zusatz von Kalksalzen und beiden auch Kochsalz. Das Schwein der dritten Abtheilung erhielt nur Kartoffeln und Kochsalz.

Der Unterschied in der Ernährung bestand also darin, dass die Thiere der ersten Abtheilung bei ausreichender Menge von Eiweissstoffen und Respirationsmitteln reichlich Kalisalze und wenig Kalksalze, die Thiere der zweiten Abtheilung bei der gleichen Kost wenig Kalisalze und reichlich Kalksalze erhielten. Das Schwein der dritten Abtheilung erhielt zu wenig Eiweissstoffe und zu wenig Kalksalze.

Nach 44 Tagen wurden der zweiten Abtheilung, welche bisher den Zusatz von Kalksalzen erhalten hatte, auch noch die Kalisalze gegeben, so dass in der letzten Zeit des Versuches ihre Nahrung gleich der Nahrung der ersten Abtheilung, aber immer noch kalkreicher war.

Schon kurz nach dem Beginne des Versuches zeigten die Kalisalzschweine eine grössere Fresslust, so dass man ihnen Kartoffeln zusetzen musste, und sie behielten diesen grösseren Appetit während der ganzen Zeit der Versuche.

Sie entwickelten sich in anderer Weise als die Thiere der beiden anderen Abtheilungen, indem sie einen ausgezeichnet schlanken und schön proportionirten Körperbau erlangten, mit glänzender Haut und glänzendem Haar, dabei waren sie viel lebhafter als die übrigen.

Bei den Kalkschweinen wurde der Körperbau gedrungen, weniger schlank und schön, Haut und Haar blieben unrein, trotz bester Reinlichkeitspflege.

Das Kartoffelschwein blieb in seiner Entwicklung sehr hinter den übrigen zurück.

Nach 126 Tagen hatten die Kalisalzschweine, um 145,5 Pfd. jedes, zugenommen, die Kalkschweine um 137 Pfd., das Kartoffelschwein nur um 60 Pfd. Es wurde nun von jeder Abtheilung ein Thier geschlachtet und die Skelette präparirt.

Diese zeigten bedeutungsvolle Unterschiede. Bei dem Kalisalzschweine, welches nicht nur schwerer, sondern auch grösser war, als die übrigen, fand man, bei einem nur wenig grösseren Gewichte des ganzen Skelettes, die Knochen specifisch leichter, dünner und länger gestreckt als bei dem Kalkschwein, dessen Knochen eine festere und dichtere Masse und stärkere Wandungen besassen. Die Knochen des Kartoffelschweines hatten alle Eigenschaften von rhachitischen Knochen, sie waren weich, porös und brüchig.

Das Gewicht des ganzen Skelettes war bei dem Kalisalzschweine

3360 Gramm, bei dem Kalkschweine 3050 Gramm, bei dem Kartoffelschweine 1595 Gramm. Der Schädel des Kalisalzschweines wog etwas weniger als der Schädel des Kalksalzschweines, sein Inhalt war aber etwas grösser. Die Skelette werden in der Sammlung der landwirthschaftlichen Station zu München aufbewahrt.

Aus Kemmerich's und besonders aus Lehmann's Versuch ergiebt sich der Vorzug einer reichlicheren Einnahme der Kalisalze auf die Entwicklung der Organe und der Weichtheile überhaupt, vorausgesetzt, dass eine entsprechende Aufnahme von Eiweissstoffen und Kohlenhydraten stattfindet. Dies war bei dem Kalisalzschweine der Fall gewesen, es hatte dagegen für die Ausbildung seines Skeletts nur gerade die nöthige Menge, im Verhältniss aber zu wenig, an Kalksalzen bekommen. Die Folge war eine bedeutendere Entwickelung der Muskeln und des Gehirns und eine hervorragende Munterkeit und Beweglichkeit, dagegen aber ein zwar schlanker und schöner, aber auch schwacher Bau des Skelettes.

Ich möchte diese Entwickelung vergleichen mit den schlanken, aber schwachen Formen, welche man bisweilen bei Kindern wohlhabender und besorgter Eltern findet, die vorzugsweise mit einer an Kalisalzen reichen, aber an Kalk armen Fleisch- und Eierkost aufgezogen werden, während man die den Ansatz des Fleisches und Fettes befördernde Mehlkost und die kalkreichen grünen Gemüse möglichst zu vermeiden sucht.

Solche Kinder haben bei schwachem Knochenbau gewöhnlich ein lebhaftes, bewegliches Temperament und beweisen eine vorzeitige Entwickelung der Gehirnthätigkeit, während sie bei dem Mangel an Ansatzstoffen auch in der Muskelentwickelung zurückbleiben.

Bei dem Kalkschweine, welches anfangs eine eben ausreichende, aber im Verhältniss zu geringe Menge an Kalisalzen, dagegen viel Kalk erhalten hatte, zeigte sich die Wirkung des Ueberschusses an Kalk in dem Vorwalten der Knochenentwickelung.

Die Bedeutung des Kalkes erstreckt sich aber nicht allein auf die Ausbildung der Knochen, er ist, wie wir aus der Arbeit von E. Voit sehen werden, sehr wesentlich für die Gesundheit aller Organe und er scheint ausserdem die Bindung des Eisens an die Gewebe zu vermitteln.

Um den Kalk aus der Nahrung möglichst auszuschliessen, fütterte E. Voit einen jungen Hund reichlich mit frischem Fleische, dessen Kalkgehalt für wachsende Thiere nicht hinreicht, und mit Speck, daneben gab er destillirtes Wasser. Ein anderer junger Hund, der zum Vergleiche diente, erhielt die gleiche Kost mit Zusatz von Knochenasche, dabei kalkhaltiges Brunnenwasser.

Der Versuchshund wurde schon am 8. Tage appetitlos und musste vom 22. Tage an zwangsweise gefüttert werden. Vom 10. Tage an war er traurig, die Knochen fingen an sich zu krümmen; am 22. Tage war er unfähig zu gehen und die Gelenke waren geschwollen. Dann stellte sich Theilnahmlosigkeit und Stumpfsinn ein, und zuletzt trat blutige Diarrhoe auf, während bis dahin die Verdauung im Ganzen eine normale gewesen war.

Am 29. Tage wurde der Versuch beendet, indem man den Hund durch Verbluten tödtete.

Die Entwicklung der Muskeln und der Weichtheile war in dieser Zeit in normaler Weise vorgeschritten und der Hund hatte ebenso stark zugenommen, als der Vergleichshund. Bei der Section des Versuchshundes fand man auch, mit Ausnahme der Knochen, alle Organe in gutem Ernährungszustande, die Knochen aber waren stark wasserhaltig und im höchsten Grade rhachitisch.

Der Verlust an Kalk vertheilte sich auch hier über alle Organe; das Gehirn hatte um 41 Proc., die Muskeln um 35 Proc. weniger Kalk, als im Normalzustande, der Kalkgehalt des Blutes war um 19 Proc., der Gehalt der Knochen um etwa 24 Proc. geringer, als bei dem Vergleichshunde. Bei dem Vergleichshunde betrug die Zunahme des Skelettes während der Versuchszeit 50 Proc. des Anfangsgewichts, bei dem Versuchshunde nur 22 Proc.

Da im Fleische sehr wenig Kalk zugeführt, und ausserdem noch täglich Kalk ausgeschieden wurde, so konnte die Zunahme des Skelettes nur erhalten worden sein, indem die neugebildeten Gewebe auf das kleinstmögliche Verhältniss an Kalk beschränkt wurden, und indem den bereits vorhandenen Organen der bewegliche Antheil ihres Kalkes entzogen wurde.

Die Wirkung dieser Entziehung zeigte sich äusserlich an dem Nervensystem in dem eintretenden Stumpfsinne, an den Verdauungsorganen in dem Auftreten blutiger Diarrhoe; eine Wirkung auf die Muskeln sprach sich wegen der gleichzeitigen Erkrankung der Knochen nicht deutlich aus.

Ausserdem aber ergab die nähere Untersuchung noch eine andere Folge der Kalkentziehung, die sich in der Verminderung des Eisengehaltes aller Organe zu erkennen gab.

Obgleich der Hund in seiner Nahrung reichlich Eisen erhalten hatte und in derselben Menge wie der Vergleichshund, so fand man den Eisengehalt aller untersuchten Organe in einem Verhältniss vermindert, welches mit der Abnahme ihres Kalkgehaltes fast gleichen Schritt hielt. Es fehlten im Gehirn 49 Proc., in den Muskeln 8 Proc., im Blute 25 Proc. Auch wurde eine Abnahme in der Zahl der Blutzellen und des in ihnen enthaltenen Hämoglobins gefunden; dennoch scheint es, dass die Bildung des Eisens mit der Anwesenheit von Kalk in einer festen Beziehung steht und dies mag beitragen, die vorzügliche Wirkung unserer kalkhaltigen Eisenquellen zu begründen.

Die mitgetheilten Beobachtungen lassen uns nicht in Zweifel über die Bedeutung der Nährsalze im Allgemeinen.

Ausser demjenigen Verhältnisse, welches an die lebenden Organe gebunden ist, und welches unter allen Umständen von ihnen festgehalten wird, bedarf der Körper noch einer gewissen Menge frei beweglicher Salze, welche dazu dient, seine innere Arbeit zu vollziehen. Dieser Antheil kann eine Vermehrung oder eine Verminderung erfahren, und es ergab sich, dass die Entwicklung der Organe eine kräftigere und ihre Leistungsfähigkeit eine vollkommenere war, wenn bei hinreichender Zufuhr von Eiweissstoffen und von Respirationsmitteln die Nährsalze in reichlicherem Maasse zugeführt wurden.

Es unterliegt gewiss keinem Bedenken, die an Thieren beobachteten Beziehungen der Nährsalze, so weit sie eine allgemeine Gültigheit haben, auch auf den Menschen zu übertragen, und für uns ist es zunächst der kranke Mensch, welcher dabei in Betracht kommt.

Zwischen den Verhältnissen eines in der Reconvalescenz befindlichen, oder eines durch chronisches Leiden geschwächten Körpers und dem Verhalten eines im Wachsen begriffenen Körpers lässt sich eine gewisse Aehnlichkeit nicht verkennen, denn in beiden Zuständen sind die physiologischen Vorgänge dahin gerichtet, eine Zunahme und eine Kräftigung der Organe herbeizuführen. In beiden Fällen sind wir bestrebt, diese Vorgänge durch passendes Eingreifen möglichst zu unterstützen.

Die Salze der Heilquellen, so weit sie, wie das Kochsalz, hauptsächlich der inneren Arbeit dienen, können für diese Zwecke nicht unmittelbar verwandt werden. Ihre Wirkung besteht in der Unterhaltung der Secretionen, und besonders auch darin, dass sie die Wegführung der Stoffe des organischen Zerfalles befördern. Indem sie deren Anhäufung verhindern, schaffen sie Raum für die Ernährung und Neubildung, aber sie treten nicht selbst in den Aufbau der Organe ein, wenn wir das Blut ausnehmen.

Die Quellen, welche den Aufbau unmittelbar befördern können, sind die kalkhaltigen und die eisenhaltigen, in noch höherem Grade ist es aber die Molke, weil sie neben den phosphorsauren Erden noch die Kalisalze in grösserem Verhältnisse einschliesst.

Die Obstsäfte, wie der Traubensaft, enthalten von diesen Salzen hauptsächlich das Kaliphosphat, während das Natron, der Kalk und das Chlor meistens nur in untergeordneten Mengen vorhanden sind. Sie haben in ihrer Asche viel kohlensaures Kali, welches dieser eine alkalische Reaction verleiht, und sie treten also hiermit an die Seite der alkalischen Quellen, nur dass nicht das Natron, sondern das Kali ihnen diese Eigenschaft ertheilt.

Die Molke von Kühen, Schafen und Ziegen bietet in ihrem Salzgehalte geringe Unterschiede dar, welche zum Theil durch die Ernährungsweise der Thiere, zum Theil auch durch die Bereitungsart der Molke bedingt sein mögen.

Als Vertreter der guten Molke unserer Alpenkurorte können wir die Ziegenmolke von Kreuth betrachten, und diese enthält nach der neuesten Analyse von J. Lehmann, welche Pletzer[1]) mittheilt, 6,5 p. M. an

[1]) Bad Kreuth und seine Molkenkuren. Dr. H. Pletzer, München.

Aschenbestandtheilen, darunter etwa 3 Chlorkalium, 1,4 Kaliumphosphat, und etwa 1,3 Erdphosphate, worunter 0,9 Kalkphosphat. Mit diesem Kalkgehalte reiht sich die Molke den schwächeren Kalkquellen an, wie die Arminiusquelle in Lippspringe und der Georg-Victorquelle in Wildungen.

Der Genuss, bis zu etwa einem Liter Molke täglich während einer Kurzeit, würde demnach dem Körper einen nicht unbedeutenden Zuschuss an Kalisalzen und an Erdphosphaten gewähren.

Wenn man die für den Gebrauch der Molke bestehenden Anzeigen mit unseren Ergebnissen vergleicht, so ist es erfreulich, zu erkennen, dass die durch Generationen herausgebildete ärztliche Erfahrung, wie für manche Heilquellen, so für die Molke den Wirkungskreis bereits mit Sicherheit bezeichnet hat, auf welchen auch die neuere wissenschaftliche Forschung hinweist. Die Gebirgsmolke wird in der Regel gut ertragen und gern genommen; sie wirkt bekanntlich besonders günstig bei Schwächezuständen des Körpers, unter welchen die Ernährung und die Blutbildung Mangel leiden, und die aus verschiedenen Ursachen hervorgehen können. Es wäre hier nicht der Ort, diese im Einzelnen zu verfolgen, sie sind jedem der anwesenden Herren bekannt. Auch die öfters beobachtete kräftigere Wirkung von passenden Eisenpräparaten, wenn sie mit dem Molkengebrauche verbunden werden, findet ihre Begründung.

Wir haben es alle erlebt, wie noch bis vor kurzem selbst hervorragende ärztliche Lehrer sich an einem jetzt kaum mehr verständlichen lebhaften Kampfe gegen die Molke betheiligt haben. Nichts kann mehr geeignet sein als diese Thatsache, um zu beweisen, wie schwach oft die Sicherheit ist, welche die blosse Erfahrung, und sei sie scheinbar durch die längsten Zeiten erprobt, unserem ärztlichen Handeln gewähren kann, so lange dieses nicht zugleich durch wissenschaftliche Forschung begründet ist.

Discussion.

Herr Rohden (Lippspringe): Ich bin dem Vortrage mit dem grössten Interesse gefolgt und muss gestehen, dass die darin ausgesprochenen Thatsachen für die Balneologie von der allergrössten Wichtigkeit sind. Ich möchte indess hier nur auf die Schlussfolgerung eingehen, welche Herr v. Liebig in Bezug auf die Molke angefügt und speciell den Vorwurf zurückweisen, den er den Gegnern der Molke gemacht hat, dass sie trotz des Nachweises von der Anwesenheit der Nährsalze in der Molke noch immer an ihrer Feindschaft gegen dieses Getränk festhielten. Dies hat aber seinen Grund in der unbestreitbaren Schwerverdaulichkeit dieses Getränks in einer grossen Reihe von Fällen. Ich brauche ja nicht auf die Nachweise hierfür einzugehen, die unter Andern Lebert für die schwere Verdaulichkeit der Molke besonders bei Phthisikern angeführt hat, ich will nur noch einmal die Thatsache constatiren, dass dem wirklich so ist und dass, wenn in der Molke nur die Nährsalze von Wichtigkeit sind, es dann viel besser sein dürfte, für die Molke ein die Verdauung weniger belästigendes Getränk zu substituiren.

Herr v. Liebig: Mir ist von der Unverdaulichkeit der Molke, obwohl ich an einem sehr besuchten Molkenkurort lebe, garnichts bekannt. Meine Erfahrungen haben mich im Gegentheil gelehrt, dass die meisten Menschen die Molke vorzüglich vertragen, dass sie danach guten Appetit bekommen und dass gewöhnlich der Stuhlgang durchaus nicht verändert wird. In manchen Fällen tritt allerdings eine unangenehme Diarrhoe ein; allein dies geschieht so selten, dass man davon keine besondere Notiz zu nehmen braucht. Die unangenehmen Folgen, welche einzelne Collegen von der Molke gesehen haben, mögen durch die eigenthümliche Beschaffenheit derselben bedingt gewesen sein. Die Molke ist ja nichts Neues; seit Jahrhunderten wird sie als Volksmittel an den Orten gebraucht, wo sie zu haben ist. Wäre ihre Schädlichkeit wirklich so auffällig, wie Herr Rohden meint, so würde ihr Gebrauch längst abgekommen sein.

Von den Gegnern der Molke wird auch hervorgehoben, dass sie kein Nahrungsmittel sei. Dies ist aber auch nirgends behauptet worden. Die Molke muss als ein Mineralwasser mit Kalisalzen aufgefasst und demgemäss verwendet werden.

Herr Hertzka (Karlsbad): Ich habe in Karlsbad öfter Gelegenheit, Molke als gelindes Abführmittel dem Mineralwasser zuzusetzen bei Leuten, welche, mit chronischem Magencatarrh behaftet, an Obstipation und Blähungen leiden, und die gewiss heftig reagiren würden, wenn die Molke die ihr angedichtete schlechte Wirkung hätte. Allerdings muss dieselbe rein und gut sein und darf nie in zu grosser Dosis genommen werden.

Herr Berg (Reinerz): Die schlechte Wirkung, welche der Molke von einzelnen Aerzten zugeschrieben wird, beruht, wie ich schon in einer früheren Arbeit hervorgehoben, auf einer falschen Anwendungsweise derselben. In Reinerz, wo ein grosses Material in dieser Beziehung zur Beobachtung kommt, haben wir schädliche Nebenwirkungen von der Molke im Allgemeinen nicht bemerkt. Wir geben sie aber auch nur in Quantitäten von $^1/_3$—$^1/_2$ Liter und lassen sie nur Morgens trinken, da die Erfahrung uns gelehrt hat, dass sie nach der Mittagsmahlzeit schlecht wirkt.

Herr Thomas (Badenweiler) schliesst sich im Wesentlichen den Ausführungen des Herrn Berg an.

Herr **Heller** (Teplitz):

Die Behandlung der Tabes, speciell deren Anfangsstadien, an den indifferenten Thermen.

Meine Herren! Kaum bei einer anderen Krankheit haben in den allerletzten Jahren gleich sehr differirende Ansichten über die Wirkung von Badekuren, speciell der Thermen, bei den Autoren sich herausgebildet, wie dies für die Behandlung der Tabes der Fall ist.

Während noch in den Publicationen der letzten Decennien, besonders bei den Franzosen, der Einfluss von Badekuren als ganz unzweifelhaft erachtet und für die Behandlung in erste Reihe gestellt wurde; ja selbst der alte Romberg, dem tabisch und dem Tode unrettbar verfallen eigentlich ganz homogene Begriffe waren und für den überdies die Krankheit eine Art noli me tangere vorstellte, gewissen Badekuren doch mindestens eine vorübergehende Besserung zuschrieb — sprechen neuere Forscher und zwar Forscher ersten Ranges (Erb, Benedikt, Rosenthal, Weiss, u. A.) den Thermen geradezu jede Wirksamkeit ab und Einzelne sehen sich selbst gedrungen, vor deren Anwendung in den stärksten Ausdrücken zu warnen.

Es verlangt so präcis ausgesprochen Ansichten gegenüber einen gewissen Muth, für die Wirksamkeit der Thermenbehandlung zu plaidiren, obzwar es glücklicherweise auch dieser gegentheiligen Anschauung nicht an Vertretern mangelt, allen voran die Autorität Leyden's, der so wie für gewisse andere Erkrankungsformen des Rückenmarks, auch für die Behandlung der Tabes die meisten Chancen aus einer vernünftig geleiteten Badekur verspricht.

Diesen Zwiespalt zu erklären, der für den practischen Arzt, gewohnt für seine Folgerungen und Maassnahmen denn doch in erster Reihe die Lehren und das Beispiel der Fachschriftsteller zur Basis zu nehmen, immer etwas recht Missliches hat, muss wie ich glaube, neben den auch sonst nicht ungewöhnlich über Heilwerthe differirenden wissenschaftlichen Anschauungen, auch noch an ein Anderes gedacht werden.

Die richtige Würdigung des der tabischen Erkrankung zu Grunde liegenden pathologischen Processes und der durch sie beeinträchtigten physiologischen Vorgänge hatte sich nur sehr allmählig auch für weitere Kreise Bahn gebrochen und kaum besser stand es um die Therapie. Selbstverständlich also, dass in dieser Zeit auch an den Kurorten die Behandlungsmethoden weitaus nicht immer rationell genannt werden konnten, ja nicht selten in directem Widerspruch zu den Maassnahmen standen, die ein richtiges Erfassen der Sachlage gefordert hätte. —

Diesen Voraussetzungen entsprach der factische Erfolg. Wenn nun trotzdem einzelne Local-Autoren von zahlreichen und oft recht wunderbaren Resultsten berichteten und es an Krankengeschichten nicht fehlte, in denen sehr schwere und vorgeschrittene Tabesfälle in kürzester Zeit und allemal in völlig radicaler Weise geheilt wurden, so trug dies, wie man wohl glauben darf, nicht gerade zur Mehrung des Vertrauens bei. Man merkte die Absicht und wurde verstimmt. —

Wie überaus wichtig es jedoch wäre, über den Werth oder Unwerth eines Heilmittels, gegenüber einer in ihren Ausgängen so schrecklichen Krankheit, wie es die Tabes ist, in's Reine zu kommen, bedarf keiner weiteren Auseinandersetzung. Hierzu kommt, dass die Krankheit nicht wie früher vielfach geglaubt wurde, verhältnissmässig selten nur sich findet, sondern vielmehr — die nur in den Anfangssymptomen ausgesprochenen Fälle eingerechnet — eine fast zu sagen erschreckend häufige ist. Ich habe seit vielen Jahren, durch anderes Studium dazu bestimmt, den Anfängen der Tabes meine besondere Aufmerksamkeit zugewendet und bin zu der Ueberzeugung gekommen, dass eine nicht geringe Zahl von unter der Flagge rheumatischer Affectionen sich fortschleppender Processe, weiters ein gut Theil stetig oder periodisch auftretenden Neuralgien der unteren Extremitäten, zumal der oft in exquisiter Heftigkeit vorkommenden sog. Hautneuralgien, den tabetischen Erkrankungen zugezählt werden müssen.

Glücklicherweise ist in analogem Maasse die Prognose gegen frühere Anschauung eine ungleich bessere geworden. Während diese sonst, da sie eben nur völlig entwickelte Formen beurtheilte und anderseits nicht über eine logisch geordnete Therapie verfügte, die Prognose quoad restitutionem und auch quoad exitum, entweder als absolut ungünstig, oder doch als fast immer ungünstig hinstellte, ist es nun völlig gewiss, dass gar nicht selten Fälle früher Stadien entweder sich gar nicht weiter entwickeln, resp. Jahrzehnte lang unverändert stehen bleiben, oder selbst wieder völlig rückgängig werden können.

Ist es freilich einmal zu irgend weitergehenden anatomischen Läsionen gekommen, so wird wohl in der Regel an eine Wiederherstellung nicht mehr gedacht werden dürfen. Aber immerhin fehlt es an diesbezüglichen völlig verlässlichen Ausnahmsfällen durchaus nicht, zumal ja auch die Möglichkeit einer, wenn auch dürftigen Restitution der zu Grunde gegangenen Rückenmarks-Elemente, keinesfalls völlig ausgeschlossen werden kann. Keinesfalls aber dürfen die prognostischen Erwartungen mehr vorgeschrittener Fälle so günstig aufgefasst werden, wie Benedikt dies zu thun geneigt ist, und ich würde durchaus Anstand nehmen, den jüngst veröffentlichten Anschauungen desselben Autors beizupflichten, dass Tabesformen, welche „mit prodromaler Sehnervenatrophie“ und weiters solche, welche „mit prodomalen gastrischen Erscheinungen“ einhergehen, in Bezug auf die Rückbildung der tabischen Zustände bei geeigneter Behandlung eine äusserst günstige Prognose zulassen.

Sicher ist, dass mehr als die Hälfte der Fälle — und für die einmal diagnostisch zweifellos entwickelten, gilt dies weitaus. — einen eminent progressiven Krankheitscharakter zeigen, der jedoch recht häufig durch Schwankungen und Stillstände, die sich auf Jahre und selbst auf Jahrzehnte hin erstrecken können, unterbrochen wird. Aber auch von diesen abgesehen, ist der Verlauf in der Regel ein äusserst langsamer und auf Jahre hin ausgedehnter; rapid verlaufende Tabesfälle gehören zu den selten gesehenen Ausnahmen. —

Zur Begründung und besseren Würdigung der zu besprechenden therapeutischen Maassnahmen wollen wir nun, soweit wir uns darauf beziehen müssen, Einzelnes über das Wesen der Tabes in völlig cursorischer Weise besprechen und nur bei den Initialsymptomen etwas ausführlicher verweilen, da für sie vielleicht manches nicht so allgemein Bekanntes gesagt werden kann, sie anderseits der Therapie in einem so viel günstigerem Maasse zugängig sind, dass ein zeitiges

Erkennen der Krankheit für die Prognose von allerwichtigstem, fast von völlig entscheidendem Einflusse ist.

Was die pathologische Anatomie anlangt, so lehrt sie als Substrat der Krankheit die graue Degeneration der weissen Hinterstränge kennen. Diese erscheinen durch die Verschmächtigung und den endlichen Schwund ihrer Nervenfasern und deren Axencylinder verdünnt, geschrumpft, gelblich grau verfärbt, zugleich durch Vermehrung ihres interstitiellen Gewebes derber. An diesem Degenerationsprocess nehmen naturgemäss auch die hinteren sensiblen Wurzeln und schliesslich auch die Seitenstränge Theil, ohne dass doch, wie nebenbei bemerkt sei, dieser Befund, und auch nicht die nebenhergehenden, hier nicht erwähnten anderweitigen feineren Veränderungen, jedesmal zur Erklärung der Symptome, wie sie die ausgebildete Krankheit bietet, ausreichen würden.

Am allerwahrscheinlichsten sind die ersten Ursachen dieser anatomischen Veränderungen in einer chronischen Entzündung der constituirenden Rückenmarkelemente zu suchen. Hierbei darf aber nicht an einen den sonstigen Entzündungen homogenen Vorgang, und jedenjalls nur an einen speciellen, besonders chronisch und schleichend verlaufenden, dabei vorzüglich zu degenerativen Veränderungen tendirenden Process gedacht werden, wie denn auch in der That Leyden die anatomischen Veränderungen der Tabes nicht aus Entzündungs-Vorgängen, sondern aus einer eigenartigen chronischen Degeneration folgert. —

Tabes ist überhaupt die häufigste Rückenmark-Erkrankung. Sie findet sich fast ausschliesslich nur im mittleren und jugendlichen Lebensalter und befällt so überwiegend häufiger Männer, dass bei Weibern die Tabes geradezu zu den seltenen Erkrankungen gehört. Heredität kommt für das Auftreten der Krankheit nur seltene Male anzuschuldigen, hingegen darf mit Wahrscheinlichkeit eine hereditäre, oder anderweitig begründete Disposition vorausgesetzt werden.

Als direct veranlassende, oder doch bei vorhandener Prädispotition als erregende Ursache, wurden früher fast ausschliesslich Excesse in Venere vermuthet, eine Ansicht, die neuerer Zeit so sehr restringirt wurde, dass viele Autoren derartige Excesse nur als verhältnissmässig selten anzuklagende Gelegenheitsursachen fortbestehen lassen, Andere sie als solche völlig leugnen. Ich bin der Ansicht, dass hierin entschieden viel zu weit gegangen wird und dass es den thatsächlichen Verhältnissen völlig entspricht, wenn auch heute noch ein gut, und vielleicht der grössere Theil tabischer Erkrankungen auf geschlechtliche Ausschweifungen aller Art basirt wird. Keine andere Schädlichkeit wirkt so direct auf das Rückenmark, als der zu häufig geübte Coitus oder Onanie, und es ist sehr charakteristisch, dass auch schon im ersten Beginne der Krankheit, nichts auf deren Fortschreiten, aber auch auf das augenblickliche Befinden des Individuums einen so verschlimmernden Einfluss übt, wie ein geschlechtlicher Excess, gewöhnlich auch schon ein nach sonstigen Begriffen mässiger geschlechtlicher Verkehr dies thut.

Ebenso spielt gewiss unter den nicht auf Erblichkeit basirenden prädisponirenden Momenten, in den Jugendjahren geübte Onanie die hervorragendste Rolle, und es beweist nichts, dass neben der Häufigkeit des genannten Lasters Erkrankungen an Tabes doch relativ selten sind. — Dass trotzdem in so vielen Fällen die Anamnese derartige Ausschweifungen nicht nachweist, beruht, wie ich nachträglich nicht selten erkannte, einfach darauf, dass sie eben nur nicht zugestanden werden mochte: eine leicht begreifliche und wie ich glaube, häufig vorauszusetzende menschliche Schwäche.

Die nächst häufige, oder nach der Meinung der meisten Autoren die häufigste Gelegenheitsursache, ist Erkältung in all ihren zahlreich möglichen Modificationen. Ob hierbei nicht manchmal Verwechslung mit spinaler Meningitis unterlaufe, bleibe ununtersucht.

Dann Strapazen und körperliche sowohl als geistige Ueberanstrengungen aller Art, tiefe psychische Eindrücke, Erschöpfung durch schwere Krankheiten, wie es denn überhaupt geschwächte Individuen vorzüglich sind, die an Tabes erkranken.

Ein erst neuerer Zeit in den Vordergrund gestelltes causales Moment, um dessen Existenzberechtigung eben lebhaft pro und contra gestritten wird, ist die Syphylis. Fournier zuerst, dann Erb, nach ihm Berger, Rosenthal u. A. wollen in zahlreichen Fällen, durch die Anamnese darauf geleitet, Syphilis als Ursache der Tabes erkannt haben und begründen für diese eine, wenn auch nicht im Verlaufe, so doch ex origine eigenartige specifische Tabes, für die sie naturgemäss auch eine specifische Behandlung urgiren.

Diese Lehre, welche zudem sich nur auf sehr seltene und keinesfalls völlig zutreffende anatomische Befunde stützen kann, verfehlte nicht, ernstlichen Widerspruch zu erregen. Der Zusammenhang mit Syphilis wurde entweder völlig in Abrede gestellt, oder doch als nur sehr selten vorhanden zugestanden (Leyden, Westphal, Benedikt, Eulenburg, Remak, Charcot) und dieser Anschauung möchte ich völlig mich anschliessen. Die hohen Ziffern, welche Fournier und Erb in's Treffen führen, dürfen, da Syphilis überhaupt ja eine so überaus häufige Krankheit ist, nach ihrem relativen Werthe nur beurtheilt werden, zumal es sich dabei meist um Personen handelt, die in grossen Städten leben, wo Syphilis an sich häufiger vorkommt. Ueberdies lassen sich auch in den meisten dieser Fälle, neben vorausgegangener Syphilis noch andere Schädlichkeiten nachweisen, ganz abgesehen davon, dass eine Unzahl Tabischer nie syphilitisch war und umgekehrt. Anderseits nützen die antisyphilitischen Kuren, wie ich wiederholt ganz eclatant mich überzeugen konnte fast nie, und es muss sehr bezweifelt werden, ob, wie **Berger** meint, durch die Inunctionskur denn doch eine Verlangsamung im Vorschreiten der Tabes erreicht wird, da mit mehr Grund gefürchtet werden kann, dass durch den schwächenden Einfluss energischer antisyphilitischer Kuren, gerade einem Weiterschreiten der Krankheit die Wege geebnet werden. Ueberhaupt dürfte ein Zusammenhang der Syphilis und der Tabes am einleuchtendsten in der Weise gedacht werden, dass durch erstere Krankheit der Körper weniger widerstandsfähig gemacht und so eine für die Tabes prädisponirende Schwäche geschaffen wird.

Was nun **die Symptome**, und speciell die einzig uns interessirenden Initialsymptome der Tabes anlangt, so sind diese ungemein zahlreich. Ein eigentliches Prodomalstadium giebt es nicht. Die diesem sonst zugerechneten Symptome charakterisiren schon die Anfänge der Erkrankung und entwickeln sich denn auch in der Mehrzahl langsam aber stetig in ihrer Eigenart zu dem unverkennbaren Bilde der Tabes weiter. Freilich werden diese Uranfänge oft genug übersehen oder mindestens nicht richtig beurtheilt, und doch, ich kann dies nicht nachdrücklich genug betonen, ist für die Hoffnung einer Restitution die möglichst zeitige Deutung der Symptome von allergrösster Wichtigkeit; mit der Weiterentwicklung der tabischen Erscheinungen nimmt progressiv die Wahrscheinlichkeit der Wiederherstellung ab. Uebrigens gelangt, wie wir schon gesagt haben, eine nicht unbeträchtliche Zahl zweifelloser Tabesfälle nicht über die erste Entwicklung hinaus, ja ein anderer Theil bildet sich ohne jede Behandlung, oder selbst manchmal trotz der nichts weniger als geeigneten Behandlung, völlig wieder zurück. Das Ausgleichsstreben der Natur zeigt sich eben, zumal es sich ja gewöhnlich um noch im kräftigsten Mannesalter stehende Individuen handelt, mächtig genug, wenn nur wenigstens bestimmte Schädlichkeiten abgehalten werden, eine vollständige Restitution zu ermöglichen.

Keines der Symptome kann jedoch, um dies gleich hier zu bemerken, in den Uranfängen wenigstens, auf pathognostische Eigenschaft in dem Sinne Anspruch machen, dass es jedesmal in jedem Erkrankungsfalle vorhanden sein müsste. Gewisse einzelne Symptome werden in der Regel wohl nicht vermisst, aber in ihrer fortschrittlichen Entwicklung bieten sie gar häufig wesentliche Differenzen und nicht selten fehlt das Eine oder das Andere völlig. Dies erklärt hinreichend, wenn es auch darum nicht minder zu beklagen ist, die anfänglich so gewöhnlich verfehlte Diagnose, und es wird Regel sein müssen, in solch irgend verdächtigen Fällen, mentaliter wenigstens, der ungünstigeren Anschauung Raum zu geben, da bezüglich der therapeutischen Verfügungen durch diese jedenfalls weniger geschadet würde. Sind freilich die Initialsymptome einmal deutlich entwickelt, so darf die Diagnose keine Schwierigkeiten mehr machen, aber auch dann kann nur das Vorhandensein einer, wenn auch beschränkten Symptomengruppe und das Auffassen des ganzen Krankheitsfalles die Diagnose sichern, keines der Initialsymptome für sich allein kann als unzweifelhaft angesehen werden.

Als erstes Symptom der beginnenden Tabes erachte ich, im Gegensatze zu den meisten Autoren, die an dieser Stelle gewöhnlich von den gleich zu erwähnenden neuralgiformen Schmerzen sprachen, eine gewisse, wenn auch nur geringfügige, von dem Individuum selbst kaum noch beachtete, aber doch in fast allen Fällen vorhandene, durch nichts sonst motivirte Abnahme der körperlichen Leistungsfähigkeit, speciell an den Muskeln der unteren Extremitäten. Es sind dies vorläufig nur feinere Nuancen, die auch nur von gebildeteren Persönlichkeiten, die sich zu beobachten verstehen, erfragt werden können. Ermüdung bei grösseren Leistungen tritt kaum gegen sonst früher ein, aber es ist bei solcher Thätigkeit doch schon die Nothwendigkeit kräftigeren Willenimpulses, anderseits ein Nachlass an Spannkraft, an Bewegungsfreudigkeit wahrnehmbar, der zu rasch gekommen ist, als dass es nicht auffallen sollte. Die kraftbewusste Energie, die Jugendfrische der Bewegung ist verloren gegangen und in der That erklärt der Kranke sich diese Erscheinungen gewöhnlich mit einem resignirten: „Man wird alt." — Mehr noch als die Energie fehlt die Sicherheit, die Gewandtheit, die Elasticität im Vollführen combinirter Bewegungen: Versuch in eleganter Haltung zu gehen, aus dem Wagen springen, rasches Umdrehen etc. Der Gang ist ein minder strammer, die Sicherheit beim Stehen ist nicht mehr gleich tadellos vorhanden und von Personen, d sich nur einigermaassen beobachten, kann um diese Zeit gewöhnlich auch schon ein Gefühl minderen Haltes im Kreuze wahrgenommen werden.

Neben diesen Erscheinungen zugleich pflegt sehr charakteristisch eine höhere Erschöpfbarkeit des Nervensystems durch den Coitus sich bemerkbar zu machen. Der Kranke fühlt sich nach diesem Akte ganz auffällig, jedenfalls viel mehr als dies physiologisch genannt werden könnte, unlustig und angegriffen, und dies nicht nur in den nächsten Stunden, sondern gewöhnlich selbst 1—2 Tage lang. Nicht selten ist dieses Depressionsgefühl auch von leichten ziehenden Schmerzen in der Kreuz- und Genitalgegend begleitet, und regelmässig erscheinen die motorischen Alterationen, die wir eben aufgeführt, hierdurch vorübergehend vermehrt. —

Ein anderes, gewöhnlich sehr zeitig in Scene tretendes, aber wie gesagt, in den allermeisten Fällen nicht allererstes Symptom, sind neuralgiforme, da und dort an den unteren Extremitäten, seltener in der Kreuzgegend auftretende Schmerzen. Diese, nach ihrer Charaktereigenthümlichkeit gewöhnlich als lancinirend bezeichnet, können sowohl nach Intensität, als nach Verbreitung und zeitlicher Wiederkehr die weitestgehenden Differenzen bieten.

Manchmal so geringfügig, dass sie kaum beachtet und erst auf wiederholtes Befragen zugestanden werden, sind sie anderemale von äusserster Heftigkeit und einer geradezu quälenden Schmerzhaftigkeit, die sie völlig den schlimmsten Formen des berüchtigten Tic douloureux gleichstellt. Während wieder manchmal, und dies ist in den Anfangsstadien wenigstens das Gewöhnlichere, die Schmerzen nur kurz aufblitzen um wieder zu verschwinden, treten sie andere Male zu grösster Pein des Kranken, in langen aus solchen einzelnen Schmerzmomenten und meist nur kurzen Remissionen gebildeten Paroxysmen auf, die, oft ohne jeden Nachlass, Minuten, Stunden, ja selbst, wie ich nicht zu selten gesehen, Tage lang währen können.

Vereinzelt nur folgen diese Schmerzen den Nervenstämmen selbst, ungleich häufiger treten sie unabhängig von bestimmten anatomischen Bahnen, unregelmässig bald da bald dort auf, und am allerhäufigsten pflegen sie, fast pathognomonisch und dann gewöhnlich in furchtbarer Intensität, auf einer kleinen Stelle der Unter-Extremitäten, speziell der Unterschenkel sich zu concentriren. Namentlich diese auf umschriebener Hautstelle localisirten Schmerzen pflegen von quälend langer Dauer zu sein. Nicht selten wechseln sie übrigens während dieser ihren Sitz und fast regelmässig tritt ein neuer Anfall wieder an anderer Stelle auf.

Oft treten die lancinirenden Schmerzen nur sehr sporadisch, vielleicht alle paar Monate nur auf, um sofort rasch wieder zu verschwinden. Andere Formen wiederholen sich peinigend oft, ohne dass damit jedesmal auch eine lange Dauer des Einzelnanfalles im Verhältnisse stehen müsste, und nur die umschriebenen, fast punktförmigen Neuralgien pflegen, ebenso wie durch ihre Heftigkeit und jedesmalige lange Dauer, auch durch häufige Wiederkehr ihrer Anfälle unrühmlich sich auszuzeichnen.

Diese neuralgiformen Erscheinungen nun, werden sehr regelmässig, zumal wenn sie selten und in mildem Verlaufe nur sich zeigen und überdies, wie gewöhnlich Witterungseinflüssen zugängig erscheinen, nicht als Anfangssymptome einer beginnenden Tabes erkannt, sondern von Kranken sowohl als vom Arzte als rheumatisch erachtet, sehr zum Nachtheile der wirklich erforderlichen therapeutischen Maassnahmen, die nun häufig noch im Stande wären dem Weiterschreiten des Uebels zu begegnen. Eine genaue Beobachtung des Falles in seiner Gesammtheit, das gründliche Erforschen der Anamnese und besonders das Achten auf gleichzeitig, oder wie gewöhnlich schon seit länger vorhandene Motilitätsstörungen, selbst auch leichtester Art, werden für die Diagnose genügenden Anhalt geben.

Ich muss aber anderseits doch nachdrücklich warnen die Diagnose, oder doch den äussersten Verdacht einer zu Grunde liegenden tabischen

Erkrankung, wie meist gelehrt wird, daraus begründen zu wollen, wenn ohne die Characteristica reiner Neuralgien, neuralgiforme Schmerzen, in mehr weniger hoher Intensität, verschieden oft, durch lange Zeit sich wiederholen. Dies darf weitaus nicht immer so gefolgert werden, und ich selbst kenne 4 genau beobachtete Fälle meiner Praxis, in denen seit vielen Jahren ganz characteristische, circumscripte, überaus intensive lancinirende Schmerzen auftreten und sehr häufig sich wiederholen, ohne dass es seither zu weiterer Entwicklung eines anderen, auch entfernt nur an Tabes erinnernden Symptomes gekommen wäre. —

Als ein weiteres sehr gewöhnlich beobachtetes Initialsymptom pflegen weiterhin sog. Parästhesien in den unteren Extremitäten aufzutreten. Bald ein leises Gefühl von Brennen oder Kälte, ein leichtes Kriebeln, Ziehen, eine gewisse Unruhe, oder ein Gefühl leichter Taubheit oder Stumpfseins und eine besondere Neigung zum Eingeschlafensein der Glieder, die eigenthümlicherweise ebenso häufig auch im Ulnarisgebiet beobachtet wird.

Mit zu den allerersten, wenngleich ungleich selteneren Symptomen der Tabes gehören Affectionen im Bereiche der Augenmuskeln: Paresen, seltener Paralysen, sei es des abducens, trochlearis oder oculomotorius und die daraus resultirenden Bewegungsstörungen. Weiters dann Accomodationsstörungen, die meist einseitig und nicht selten plötzlich auftreten, und, um dies schon hier zu erwähnen, wenn es gleich ein meist erst später beobachtetes Symptom betrifft, sehr häufig Pupillenstarre bei normaler oder gewöhnlicher bei verengter Pupille, die entweder gar nicht, öfter aber doch noch für Accomodations-Verhältnisse einstellungsfähig ist. Nicht selten entwickelt sich um diese Zeit als sehr traurige Complication, eine gewöhnlich dann beiderseitige Atrophia nervi opt., die fast regelmässig progressiv zu völliger Erblindung führt.

Im Jahre 1875 fand Westphal zugleich mit Erb, dass das bei allen, oder wie Berger meint bei fast allen gesunden Menschen nachweisliche Kniephänomen, bei tabisch Erkrankten vermisst werde. In der That haben alle späteren Beobachtungen mit nicht nennenswerthen Differenzen diese Wahrnehmung bestätigt. In keinem Falle aber ist das Fehlen des Kniephänomens, wie manchmal behauptet wird, eines der allererst wahrnehmbaren Zeichen beginnender Tabes, es wäre denn, dass hiebei nur an deren gröbere, sinnfälligeren Symptome, auf die wir noch zu sprechen kommen gedacht wird. In Rücksicht auf die von uns schon geschilderte Symptomengruppe gehört das Fehlen der Sehnenreflexe zu den relativ späteren Kennzeichen, und es giebt Fälle genug, wo dieses nicht nur relativ, sondern de facto sehr spät erst sich herausbildet, so dass bei sonst erkennbaren Symptomen, nicht auch nothwendig das Kniephänomen verloren sein muss, um die Diagnose unanfechtbar zu machen. Anderseits ist es sicher, dass das Erloschensein der Sehnenreflexe an sich durchaus noch nicht die Diagnose der Tabes begründet, da solches zweifellos auch in anderen Krankheiten, vielleicht auch bei Gesunden vorkommen kann. Immerhin jedoch ist das Fehlen des Kniephänomens ein werthvolles Symptom, geeignet unter Umständen die Diagnose erst völlig zu sichern. —

Monate und Jahre können verflossen sein ehe die Initial-Symptome bis zur vorbeschriebenen Intensität sich entwickelt haben und ebenso lange und länger noch können sie auf gleicher Höhe sich halten, ehe sie zu weiterem Fortschreiten sich anschicken. Nicht selten erfolgt übrigens ein solches gar nicht. Die Erscheinungen bleiben für alle Zeit auf gleicher Höhe fortbestehen, oder werden sogar, selbst das Fehlen des Kniephänomens eingeschlossen, vollständig wieder restituirt, was als ein sicheres Zeichen dann aufgefasst werden darf, dass auch die der Erkrankung zu Grunde liegenden anatomischen Schädigungen des Rückenmarks vollständig wieder ausgeglichen seien.

Erfolgt eine solche Restitution, oder ein dauernder Stillstand nicht, so entwickeln sich die vorgenannten Erscheinungen zumeist weiter, neue treten hinzu und schaffen ein mehr und mehr characteristisches Bild. Alles dies erfolgt aber, von Einzelnfällen abgesehen, immer noch so langsam und führt zu nach Intensität und sinnfälliger Bedeutung so wenig hervorragenden Symptomen, dass auch jetzt durch viele Monate, häufiger sogar durch eine Reihe von Jahren noch, immer auch erst von einer in den Anfangsstadien nur bestehenden Tabes gesprochen werden kann.

Wieder sind es die Motilitätsstörungen an denen, wenn sie auch einen leichten Grad immer noch nicht überschreiten, die Weiterentwicklung der Krankheit zuerst bemerkt werden kann. Die Functionsfähigkeit der Beine ist nur dem Scheine nach unversehrt erhalten, factisch zeigt sich selbst die einfache gröbere Kraft grösseren Anstrengungen nicht mehr gewachsen, und mehr Einbusse noch hat die Präcision, die Leichtigkeit, die Eleganz der Bewegung erlitten. Rasche plötzliche Bewegungen gelingen nicht mehr mit früherer, geradezu unbewusster Accuratesse, das Gefühl der Sicherheit im Gehen und Stehen ist vermindert und es gleiten darum solche Patienten leicht aus, oder stolpern und gerathen in's Schwanken.

Mehr noch gesteigert wird dies, wenn durch das Schliessen der Augen den complicirten Bewegungen die Controle des Gesichtssinnes entzogen wird. Denn gelingt das Gehen nur in merklicher Unsicherheit und der Versuch bei geschlossenen Augen längere Zeit zu stehen oder auf Einem Beine zu balanciren, ruft regelmässig bedeutendes Schwanken hervor. Freilich ausnahmslos wird dieses Schwanken, dem gewöhnlich eine sehr wesentliche diagnostische Bedeutung zugemuthet wird, nicht in allen Fällen beginnender Tabes gefunden und ich will erinnern, dass wie ich gesehen, durch Uebung wieder eine vollständige Gewandtheit auf Einem Beine unverrückt zu stehen erreicht werden kann, und dass anderseits vermuthet werden darf, dass auch bei unversehrtem Rückenmark dieses Experiment manchmal durch Ungeschicklichkeit vereitelt wird.

Die Neuralgien erfahren wo sie schon vorhanden waren, bei weiterer Entwicklung der Anfangserscheinungen gewöhnlich keine Veränderung und auch das bekannte Gürtelgefühl pflegt um diese Zeit noch nicht beobachtet zu werden. Erst in den späteren Stadien der völlig entwickelten Krankheit pflegen sie, keinesfalls jedoch immer, nach allen Richtungen an Intensität zuzunehmen.

Hingegen ist es fast Regel, dass in geradem Verhältniss zur Weiterentwicklung der Krankheit die Parästhesien sich häufen. Das Gefühl des Brennens namentlich in den Fusssohlen und den angrenzenden Partieen, ein sehr lästiges Kriebeln u. dgl. pflegen besonders Nachts im Bette in recht unangenehmer Weise stundenlang aufzutreten. Hiezu gesellt sich eine meist schon ziemlich beträchtliche Gliederunruhe, die den Kranken alle Augenblicke zwingt, die Lage seiner Beine zu wechseln, Zustände, die manchmal geradezu anfallsweise auftreten, in anderen Epochen wieder völlig oder beinahe ganz zurücktreten. Als ein seltenes, aber oft sehr frühes Symptom kommt manchmal eine ausgesprochene Analgesie gegen starke Schmerzeinwirkungen zur Beobachtung, während nebenbei die Wahrnehmung von Tastempfindungen und schwachen Schmerzeindrücken unversehrt erhalten ist. Viel häufiger tritt um diese Zeit Anästhesie, wenngleich gemeiniglich nur in beschränktem Umfange und geringer Intensität auf, ein Vorläufer gewissermaassen der in den späteren Stadien gewöhnlich beobachteten erheblichen Gefühlsstörungen.

Gleichfalls frühe, nicht zu selten gesehene Erscheinungen sind die Verlangsamung der Schmerz-, manchmal auch der Tastempfindungen, das Nachklingen und die nachträgliche Steigerung der Schmerzwahrnehmungen, das Auftreten von Doppelempfindungen, die neben dem erregten Schmerz auch eine Tastwahrnehmung zum Bewusstsein kommen lassen (Remak), oder endlich eine Vermehrung der Perceptionsstellen, so dass statt einer Berührung mehrere, oder diese gleichzeitig correspondirend auch auf der anderen Seite wahrgenommen werden (Polyästhesie).

Die erwähnten Unbequemlichkeiten nach vollzogenem Coitus pflegen sich etwas, wenn auch nicht in sonderlich erheblichem Maasse zu verstärken, aber zugleich treten jetzt auch schon directe Störungen der geschlechtlichen Thätigkeit in Form der bekannten Schwächezustände, freilich vorläufig nur sehr geringen Grades auf. Vereinzelt nur und jedenfalls seltener als sonst gesagt wird, finden sich in dieser Zeit, oder auch später, Vermehrungen des Geschlechtstriebes und der Potenz oder gar priapistische Neigungen. — Auch Symptome deutlich schon erkennbarer Blasenschwäche, wenn auch noch geringen Grades, werden um diese Zeit unter den Initial-Symptomen der Tabes gewöhnlich nicht vermisst.

Zu den nicht gerade regelmässigen, aber wie Charcot aufmerksam macht, nicht selten in allererster Reihe auftretenden Symptomen, gehört eine eigenthümliche Form von Gelenkkrankheiten, Arthropathien, die zuallermeist das Knie, seltener die Schulter, den Ellenbogen, die Hüfte oder das Handgelenk befallen. Das Gelenk und mit ihm zugleich dessen Umgebung, schwillt durch serösen Erguss rasch, oft geradezu plötzlich an, dabei ist die Haut nicht geröthet, das Gelenk selbst völlig schmerzfrei und, soweit dies die Geschwulst zulässt, activ und passiv frei beweglich. In etwa der Hälfte der Fälle bildet sich der Prozess ohne Folge zurück, anderemale aber greift derselbe in die Tiefe. Es kömmt zur Zerstörung der Gelenkknorpel und der unterliegenden Knochentheile, als deren Folge sich mannigfache Gelenks-Difformitäten herausbilden, und es dauert Jahre lang ehe der Prozess abläuft, wenn er überhaupt zu einem Abschlusse noch gelangt. —

Wenn es um diese Zeit also nun schon zu einem ziemlich prononcirten Krankheitsbilde gekommen, so ist dabei in der Regel doch das Allgemeinbefinden ein kaum geändertes, jedenfalls nicht durch Fieberbewegungen gestörtes. Dennoch fehlt es auch in dieser Beziehung nicht an, wenn auch minder eclatanten Symptomen, die im Zusammenhange mit dem übrigen Befunde das Bild der Anfangserscheinungen der Tabes vervollständigen. Die Ernährung ist zumeist völlig normal, auch der Appetit nicht verändert, dennoch pflegen solche Kranke durch ein ungewöhnlich blasses Aussehen und besonders durch ihr mattes, trübes Auge aufzufallen. Die geistigen Fähigkeiten sind wohl im Allgemeinen dieselben geblieben, aber eine leichte Abnahme des Gedächtnisses, der geistigen Kraft überhaupt macht sich in fast allen Fällen bemerkbar, wie denn anderseits auch der Gemüthszustand nicht zu selten durch hypochondrische Neigungen sich angekränkelt zeigt. Solche Patienten leiden nicht selten an dumpfen Kopfschmerzen, öfter noch an Congestionen zum Kopfe und an Schwindel. Die Sprache ist etwas schwerfälliger, mit leichtem Anklang zum Stottern, die Herzaction nicht selten unregelmässig, manchmal bis zu nervösen Herzpalpitationen gesteigert. In einzelnen Fällen werden häufige fibrilläre Muskelzuckungen und Abmagerung einzelner Muskelgruppen (Glutäi) beobachtet, Zustände die nicht so zur Krankheit gehören, als gewissermaassen die Schatten schon sind künftiger folgenschwerer Complicationen. —

Wir haben bisher die Anfangserscheinungen der Tabes, wenn auch in kurzen Worten nur, so doch eingehend genug besprochen, um damit für den Erfolg der Therapie ein möglichst zeitliches und sicheres Erkennen der Erkrankung zu gewinnen. Eine weitere Schilderung des 2. Stadiums, des Stadiums der entwickelten, hauptsächlich durch Anästhesien und Ataxien characterisirten Krankheit und der weiters noch erwachsenden Folgezustände, liegt ausserhalb der Intention dieser Abhandlung und gehen wir darum sofort an die Besprechung der therapeutischen Maassregeln, resp. der für die Behandlung der Tabes an Curorten, speziell an den sog. indifferenten Thermen giltigen Methoden. Wir beabsichtigen dabei weitaus nicht sie im Gegensatze zu anderen Behandlungsweisen zu stellen, sondern vielmehr nur neben diesen den Platz ihnen einzuräumen, der obgleich neuerer Zeit vielfach bestritten, dennoch wie ich glaube ihnen gebührt.

Aus dem in den therapeutischen Ansichten eben verflossener Jahre herrschendem Nihilismus, der nun freilich bei der fast krankhaften Suche nach immer neuen Heilmitteln, fast nahe schon daran ist in das Gegentheil umzuschlagen, hat sich, trotz günstiger Erfahrungen, ein Zweifel an der Wirksamkeit stoffarmer Bäder herübergenommen. Hiezu kam für den speziellen Fall, die früher übliche, unpassende Methode, die abgesehen von falscher, oder was eben so schlimm, zu spät gestellter Diagnose, in heissem und frequentem Baden alles Heil sah, mindestens doch all die anderen Maassnahmen für die Behandlung ausser Acht liess, die doch selbstverständlich am Badeorte eben so rigorose Berücksichtigung finden müssen wie in der heimischen Behandlung. Soll die Badecur nützen, so darf im geeigneten Falle auf keines der modernen Hilfsmittel zu ihrer Unterstützung verzichtet werden, und wenn der Badearzt Spezialist ist, so soll er dies im weitesten Sinne sein; nichts darf ihm fremd bleiben. — Ich weiss übrigens, dass in dieser Beziehung vieles besser geworden und dass namentlich die Zeit vorbei ist in welcher man verkehrter Weise, ausschliesslich nur durch den Bädergebrauch wirken zu müssen glaubte.

Was den Werth der Bäder für die Behandlung der Tabes anlangt, so will ich nicht auf traditionelles Ueberkommen mich stützen und auch nicht auf die Empfehlung eines allerersten Nervenpathologen pochen, sondern nur die eigene Erfahrung sprechen lassen und kann da ehrlich sagen, dass ich verhältnissmässig oft durch die Badecur directen Nutzen erzielte. Nie sah ich in den zahlreichen Fällen, die ich behandelte, durch sie eine Verschlimmerung hervorgerufen und schritt einzelnemale auch die Krankheit vor, so war dies doch nicht so, dass dessen die Bäder beschuldigt werden konnten. Ich bin weit entfernt hiemit pro domo sprechen zu wollen, denn es ist völlig klar, dass der Ruf eines Curortes nur gewinnen kann, wenn ihm contraindicirte Fälle lieber gänzlich fern bleiben.

Wie die Wirkung der Bäder zu Stande kömmt, vermögen wir freilich gar nicht, oder doch nur in schattenhafter, dürftiger Weise zu erklären. Die nach Umständen durch das Bad gesteigerte oder verminderte Erregbarkeit der Hautnerven, die unmittelbar den Centralorganen zugeleitet wird; die zweifelsohne zwischen Bad und Körper stattfindenden elektr. Strömungen; der modificirte Stoffwechsel werden, und gewiss mit einigem Recht, als die Potenzen erachtet, welchen im Wesentlichsten die indiff. Thermen ihre Wirksamkeit verdanken.

Für die Tabes lässt sich denn auch a priori schon aus der erregend sowohl als herabsetzend zu verwerthenden Eigenschaften der Thermen, ähnlich wie dies auch für die Elektricität gilt, eine Wirkung erwarten, zumal sie auch, wie zahllose Fälle beweisen, die neuropathische Belastung einigermaassen herabzusetzen vermögen und anerkannt zur Sänftigung und dauerndem Ausgleich neuralgischer Affectionen vorzüglich sich eignen. Freilich gegenüber der Causal-Indication, auf die mehrmals auch verwiesen wird, werden sie selbst wo Erkältung zu Grunde liegt, zu allermeist sich völlig ohnmächtig erweisen.

Auch sonst wird es übrigens Regel sein, sich für die Behandlung der Tabes durchaus nicht sanguinischen Hoffnungen hinzugeben. Irgend weiter entwickelte Fälle werden äusserst selten nur zur völligen Heilung gebracht und auch in frischen gelingt dies nicht gerade häufig; in der Mehrzahl wird man beidemale sich gerne begnügen müssen ein Weiterschreiten der Krankheit verhindert zu haben. Sicher ist nur, dass sowie jede andere Therapie, auch die Badecur um so wirksamer sein wird, je früher die Krankheit erkannt worden, je mehr in den Anfangsstadien noch die Symptome sich befinden.

Dass wie Erb im Allgemeinen formulirt: Fälle mit vorwiegenden Reizerscheinungen, lancinirenden Schmerzen, grosser allgemeiner Erregbarkeit für die Behandlung an indifferenten Thermen zumeist sich eignen, scheint auch mir völlig richtig zu sein, aber ich bin ausser Stande eine genauere Fixirung der Indicationen wie Erb sie urgirt zu geben. Entschieden bieten die langsam vorschreitenden, oder eben in Remission befindlichen, namentlich frischen Formen, die beste Prognose; aber ich habe die Thermen auch bei anderen Verhältnissen heilsam gesehen und würde nur in den acut entstandenen, oder eben acut vorschreitenden Fällen eine Contraindication der Bäderbehandlung erblicken. — Wenn freilich Erb anderseits zu einem Versuche mit Thermen erst dann räth, wenn alle übrigen Methoden schon fehlgeschlagen, so steht sehr zu besorgen, dass die in der That nicht sonderlich günstige Statistik dieses Forschers auch in der Folge sich nicht wesentlich zu Gunsten von Badecuren verbessern dürfte. —

Was die Methode des Bädergebrauches anlangt, so lässt sich eine solche allgemein und allemal giltig nicht aufstellen. Wie überall so muss auch für die Behandlung der tabischen Erkrankung individualisirt und jeder Fall für sich einzeln entschieden werden. Weitaus die Mehrzahl der Fälle vertragen irgend höhere Badetemperaturen nicht und es muss demgemäss die Behandlung regelmässig mit niederen Temperaturen (30° C.) event. auch mit blossen Halbbädern beginnen. Verhältnissmässig selten erscheint im weiteren Verlaufe eine leichte Steigerung bis zu 32 höchstens 33° C. angezeigt; in den häufigeren Fällen werden die Curzwecke mehr durch ein allmäliges Sinken der Temperatur (bis 28°) gefördert. Auch die Dauer des Einzelnbades soll kurz bemessen werden: 5—8 Minuten zu Beginn der Cur, allmälig, wenn ein Hinderniss - nicht ersteht, auf 10—12 Minuten steigend. — Gleicher Rückhalt muss für die Aufeinanderfolge der Bäder beobachtet werden. Gewöhnlich lasse ich nur einen Tag um den anderen, anderemale je 2 Tage baden und den 3ten folgenden ruhen; äusserst selten nur wird eine noch raschere Folge zu gestatten sein. Das Befinden des Patienten und der objective Erfolg der Cur wird hiefür, wie überhaupt für fast alle unter die Curbehandlung einzuziehenden Maassnahmen, zu allermeist entscheidend sein müssen.

Im Bade selbst liege der Kranke vollständig ruhig und vermeide auch schon beim Auskleiden jede irgend grössere Bemühung: am besten wird darum dieses durch eine zweite Person besorgt. Sehr gewöhnlich lasse ich unmittelbar nach dem Bade, den ganzen Körper und speciell den Rücken durch einige Sekunden aus ganz geringer Höhe, mit Wasser, dessen Temperatur etwa 4 oder 5° unter der des Bades steht, durch die Brause einer Giesskanne übergiessen. Nach dem Bade trockne Pat. sich sorgfältig ab und begebe sich, ohne beim Ankleiden sich übermässig aufzuhalten, in seine Wohnung und unmittelbar zu Bette. Ist die Wohnung irgend entfernter, so muss der Weg dahin zu Wagen, oder besser noch in einem bequemen Fahrstuhl zurückgelegt werden. Es steht nichts im Wege, dass der Kranke seine Ruhestunde schlafend verbringe und ebenso wenig kann gegen ein leichtes Frühstück zur Restaurirung der Kräfte nach dem Bade, ein Einwand erhoben werden.

Von den zur Unterstützung der Badewirkung an den indifferenten Thermen sonst üblichen warmen (oder auch kalten) Douchen muss in jedem Falle abgesehen werden, hingegen habe ich factisch in einzelnen Fällen von dem vorsichtigen Gebrauche der Moorbäder eclatanten Nutzen gesehen. In jedem Falle muss die Badekur, vorausgesetzt, dass der anfängliche Verlauf einen Effect überhaupt verspricht, weit länger als auf die sonst üblichen 4 Wochen, in Rücksicht derer schon allein die Aufregung und Anstrengung der Hin- und Herreise gewöhnlich den knappen Erfolg wieder vernichtet, ausgedehnt werden. Monatelang, natürlich mit entsprechend grösseren Unterbrechungen fortgesetzte Kuren, lassen allein einen relativ grösseren Nutzeffect erwarten.

Selbstverständlich muss auch das Allgemeinverhalten völlig dem Streben ein Weiterschreiten der Krankheit zu verhüten angepasst werden und sollen demgemäss mit äusserster Sorgfalt all die Schädlichkeiten, welche entweder für das Entstehen der Krankheit anzuklagen kommen, oder erfahrungsgemäss deren Anwachsen fördern könnten, ausgeschlossen werden. Jedweder sexuelle Excess muss vermieden, der geschlechtliche Umgang überhaupt auf das mindeste Maass reducirt werden; ebenso dürfen aber auch körperliche oder geistige Ueberanstrengungen irgend welcher Art nicht gestattet werden. Die Kleidung sei, natürlich angemessen den klimatischen Verhältnissen, eine entsprechend warme und auch das Allgemeinverhalten muss so eingerichtet werden, dass jeder möglichen Erkältung thunlichst begegnet werde. Die Nahrung sei einfach aber möglichst kräftig, irgend grössere Mengen von Spirituosen oder sonst aufregenden Getränken sind unbedingt zu vermeiden und dasselbe gilt vom Rauchen starker Cigarren, oder von unmässigem Rauchen überhaupt.

Eine sehr verderbliche Ansicht ist es, der geschwächten Muskelkraft durch ausgiebige Uebungen zu Hülfe kommen zu wollen. So zweckmässig für den Kranken eine mässige Bewegung, namentlich in frischer guter Luft sich erweist, so schädlich wird diese, wenn sie bis zur Ermüdung oder gar Uebermüdung erzwungen wird. Das Leben sei überhaupt ein völlig gleichmässiges und namentlich in Bezug auf Bewegung, Essen und Trinken, Schlafen, geistige Beschäftigung, Geselligkeit etc. nach bestimmter Eintheilung geregelt. So viel es die Witterung gestattet, verbringe der Kranke seine Zeit im Freien und wo irgend die Verhältnisse dies zulassen, werde schon aus diesem Grunde der Winteraufenthalt nach dem Süden verlegt. —

Eines viel jüngeren, aber wohl begründeten und immer zunehmenden Rufes für die Behandlung der Tabes erfreut sich die Elektricität und eine rationelle Kurmethode wird nie unterlassen, sie zur Unterstützung des Erfolges mit heranzuziehen. In der That sehe ich in dem Zusammenwirken der Bäderbehandlung und der Elektricität die angemessenste Therapie und dies theoretisch auch schon darum, weil factisch ja beide Agentien in ihrer ersten Wirkung mancherlei Uebereinstimmung zeigen.

Nothwendig muss die Elektricität, selbstverständlich mit hinlänglichen Unterbrechungen, durch Monate hintereinander angewandt werden. Ein anfänglicher Misserfolg beweist nichts und muss nur Anlass werden, die ursprüngliche Methode zu wechseln. Welche diese sei, ist im Allgemeinen von geringerem Belange; Hauptsache ist, dass der erkrankte Theil des Rückenmarks in genügender Stärke und Dauer von der Elektricität durchflossen werde. Am besten, und wie ich glaube, einzig nur, kann dies durch den galvanischen Strom erreicht werden, da nur dessen Wirkung tiefer geht und ihm überdies eine ganz ausserordentlich grössere katalytische Kraft innewohnt.

Jedenfalls wird, um das tief gelegene Rückenmark zu treffen, schon ein recht starker Strom nöthig sein, doch hüte man sich, bevor die nöthige individuelle Erfahrung gewonnen, hierin mässige Grenzen zu überschreiten. Um diesen stärkeren Strom erträglich zu machen und ihm auch eine grössere Verbreitung zu sichern, müssen recht breite und selbstverständlich stark durchfeuchtete Electroden angewandt werden.

Am zweckmässigsten ist es, je ein kurzes Stück der Wirbelsäule zwischen den feststehend aufgesetzten Polen einzuschalten und dabei, da dem negativen Pol eine grössere Erregungswirkung zugemuthet wird, diesen auf der Lendengegend zu postiren, den Strom also absteigend fliessen zu lassen. Nach einer anderen, jedenfalls gleichwerthigen Methode, wird der negative Pol am Lendentheil fixirt, der andere, fest angedrückt, von der Halswirbelsäule aus immer wieder gegen ihn herabbewegt. Grössere Unterbrechungsschläge, wie sie namentlich durch Voltaische Alternativen ausgelöst werden, sind dabei ausnahmslos zu vermeiden. -- Mit vielem Vortheile kann die Elektrisation auch auf die Plexus und grösseren Nervenstämme, besonders wenn letztere zugleich Sitz neuralgischer Affectionen sind, ausgedehnt werden. Hierbei werden etwas schwächere, stabile Ströme, die Anode auf deu Plexus oder die Nerven, am vortheilhaftesten verwendet werden.

Gegen die manchmal sehr lästige Anästhesie leistet in der Regel Faradisiren mittelst trockener Leiter, oder besser noch dem Pinsel, gute Dienste und dies oft selbst trotz noch fortbestehender Ursache. Nur wo die Anästhesie auch auf die Muskeln übergriff, müssen feuchte Leiter verwendet und in beiden Fällen die Stromstärke relativ hoch gewählt werden.

Nie werde die Dauer der einzelnen Sitzungen zu lange — etwa über 5 Minuten — ausgedehnt und auch deren Aufeinanderfolge sei eine nicht zu rasche. Jeden 2. Tag, oder selbst noch seltener zu elektrisiren dürfte in der Mehrzahl den richtigen Modus bezeichnen. —

Reichen die eben genannten Heilmethoden nicht aus, die begleitenden Schmerzanfälle zu besänftigen, und dies wird zumal im Beginne nicht gerade selten der Fall sein, so kann die Anwendung sedativer Mittel nicht umgangen werden. Als solche gelten mit mehr weniger Recht kalte oder nach Umständen warme Umschläge, das Natron salicyl., Bromkali etc. Mit besonderer Promptheit wirken zu gedachtem Zwecke subcutane Morphium-Injectionen, aber es ist bekannt, wie ausserordentlich rasch sich eben hierdurch die Kranken an sie gewöhnen.

Wenngleich von einer Unterstützung der Kur durch die sonst üblichen quasi Specifica: das Ergotin, Argent. nitr., Jodkali, Bromkali kaum je ein Erfolg zu erwarten, so wird doch in einzelnen Fällen der Verlauf auch zu einem Versuche mit diesen Mitteln drängen.

Ueber den Werth der Ableitungsmethoden (Jodtinctur, Vesicantien, Glüheisen, Pointes de feu) sind die Meinungen getheilt. Ich habe einen zweifellosen Vortheil aus ihrem Gebrauche nie zu erkennen vermocht, und bin der Ansicht, dass sie während der Bäderbehandlung selbst, besser ausser Anwendung bleiben.

Ist der tabischen Erkrankung eine wirklich syphilitische Affection vorausgegangen, und ist seither nicht zu viel Zeit verflossen, so wird immerhin der Versuch, durch Behebung des supponirten Grundübels der Folgekrankheit beizukommen, gemacht werden müssen — freilich wie ich glaube, meist ohne Erfolg. Jedenfalls wähle man hierzu weniger eingreifende Methoden, oder gebrauche diese in mitigirter Form. Am passendsten erscheint die Darreichung des Jodkali, da dieses nach üblicher Ansicht auch anderen Indicationen zu genügen vermag. —

Discussion.

Herr Schweizer (Franzensbad). Auch ich habe von den Moorbädern im ersten Stadium der Tabes die günstigsten Erfolge gesehen; sie dürfen aber nur dreimal in der Woche genommen werden, müssen mitteldicht oder dünn und von nicht langer Dauer sein.

Herr Ewe (Nenndorf). Ein Kranker, welcher an Syphilis gelitten und von bedeutenden Autoritäten für tabeskrank erklärt und nach Oeynhausen geschickt worden war, daselbst aber keine Besserung wahrnahm, kam nach Nenndorf und wurde hier durch eine antisyphilitische Kur in Verbindung mit Bädern und Brunnen vollständig geheilt.

Herr Müller (Oeynhausen). Im Ganzen stimme ich mit dem Herrn Vortragenden durchaus überein, auch was die Therapie anlangt. Die mittelwarmen Bäder (25—23°) von kurzer Dauer (5 Minuten) und mit Unterbrechungen sind durchaus anzuempfehlen. Ich habe von den so angewandten kohlensauren Salzwasserbädern in Oeynhausen die eclatantesten Erfolge bei Tabes gesehen. Bezüglich der Aetiologie dieser Krankheit bemerke ich, dass nach meinen Erfahrungen, die ich namentlich nach dem Kriege von 1870/71 an Militairs gemacht, $^2/_3$ der Fälle durch starke Erkältungen und Ueberanstrengungen entstehen. Die Ansicht, dass die Hauptursache für Tabes Syphilis sei, ist eine irrige.

Herr Scholz (Cudowa). Gegen die neuralgischen Schmerzen haben sich mir selbst in Fällen, wo andere Mittel wie z. B. Morphium erfolglos blieben, kohlensaure Gasbäder sehr wirksam erwiesen.

Herr Rohden (Oeynhausen). Ich möchte davor warnen bei Tabeskranken, selbst wenn eine vorangegangene Syphilis constatirt ist, mit Quecksilber vorzugehen. Ich habe in 2 Fälle nur in milder Weise geschmiert und dabei eine so bedeutende Verschlimmerung der Krankheit eintreten sehen, dass ich fortan davon Abstand genommen.

Schluss der Sitzung $4^1/_4$ Uhr.

Versammlung am 6. März 1881.

Vorsitzender: Herr **G. Thilenius** (Soden-Berlin).

Derselbe eröffnet die Sitzung um 11 Uhr und giebt vor der Tagesordnung das Wort dem Herrn W. Kirschmann (Berlin) zur Demonstration einiger neuern, für die Balneotherapie wichtigen elektrischen Apparate.

Auf Vorschlag des Vorsitzenden beschliesst die Versammlung, die erste Sitzung des nächstjährigen Congresses Abends abzuhalten, um den praktischen Aerzten Berlins, welche am Tage durch ihre Berufsthätigkeit behindert wären, Gelegenheit zu geben, den Berathungen beizuwohnen.

Herr **Sponholz** (Jena):

Die Bäder und der Staat.

Redner schilderte die ausserordentliche Entwickelung des Badelebens, welches ebenso wohl den Erfordernissen der Kur, wie dem in neuerer Zeit so sehr gesteigerten Drange nach Naturgenuss entgegenkomme und demnach sich als ein unentbehrlicher Factor unseres Culturlebens darstelle. Die Organisation des Bäderwesens sei jedoch nicht überall eine befriedigende, was zum Theil in der verschiedenen Natur der Besitzer (Communen, Private etc.) begründet liege, und es habe sich vornehmlich in letzter Zeit eine Literatur über die Bäder vorgedrängt, welche die soliden Traditionen derselben verleugne. Nach Redners Ansicht dürfe der Staat da nicht müssig zusehen; eine so tief in das sociale Leben, in die Gesundheitsverhältnisse breiter Volksschichten eingreifende Institution sei vielmehr ganz besonders dazu angethan, unter staatliche Beaufsichtigung durch eine hierzu eingesetzte Behörde, welche nach einheitlichen Grundsätzen verfahre, gestellt zu werden. Ganz ähnlich, wie der Staat durch die Fabriken-Inspectoren das Wohl der Arbeiter in den industriellen Etablissements überwache, könne und müsse er Sorge dafür tragen, dass in den Bädern die Interessen des Heilung suchenden Publikums zweckentsprechend gewahrt würden. So sei, um ein Beispiel anzuführen, die chemische Zusammensetzung der Quellen fortlaufend zu controliren; die vielfach gehegte Ansicht, diese Zusammensetzung wäre constant, charakterisire sich als ein starker Irrthum, die Analyse der Wässer schwanke vielmehr nicht unerhebilch. Die Gegenwart scheine günstig für die Realisirung der Idee; denn wenn einerseits die balneologische Section nunmehr einen geeigneten Concentrationspunkt der betreffenden Bestrebungen abgebe, so wäre andererseits das Centralisiren jetzt überhaupt an der Tagesordnung. Uebertriebene Rücksichten auf einzelne Collegen oder Curorte aber könnten gegenüber dem Gesammtwohle nicht als Hindernisse des Projectes gelten.

(Der Vortrag ist vollständig abgedruckt im „Badearzt" No. 4 vom 12. April 1881).

An der lebhaften Discussion betheiligen sich ausser dem Vorsitzenden die Herrn Brehmer, Rohden, Guttstadt, Sponholz, Kisch, Hertzka. Schliesslich wurde der Vorstand mit der Prüfung der Idee beauftragt; derselbe soll über die Ergebnisse seiner dahingehenden Thätigkeit im nächsten Jahre Bericht erstatten.

Herr **Edlefzen** (Kiel):

Ueber die Methode der Stoffwechseluntersuchungen mit Rücksicht auf die Wirkung der Heilquellen.

M. H.! Unsere Stoffwechseluntersuchungen, wenn sie wirklich der Förderung unserer physiologischen Erkenntniss dienen und auch der Pathologie nutzbar gemacht werden sollen, müssen darauf gerichtet sein, zu ermitteln, in welcher Weise die verschiedenen Organe des Körpers oder wenigstens die verschiedenen Gewebsgruppen sich an den Vorgängen des Stoffwechsels betheiligen. Ob dieses Ziel für uns erreichbar sein wird, das lässt sich heute noch durchaus nicht mit Bestimmtheit sagen. Jedenfalls aber würde es verkehrt sein, aus theoretischen Gründen die Erreichbarkeit zu leugnen und es bleibt, wie ich meine, unsere Pflicht, nichts unversucht zu lassen, was uns ihm entgegen führen kann.

Vorläufig liegen noch sehr wenig Untersuchungen vor, die uns in dieser Hinsicht wirklich sichere Schlüsse erlaubten. Es wird Ihnen bekannt sein, dass Herr Zuelzer zuerst den Weg betreten hat, der uns diesem Ziele näher und hoffentlich schliesslich ihm zuführen wird. Zuelzer hat grade an dieser Stelle vor zwei Jahren noch darauf hingewiesen, dass diejenigen Stoffwechseluntersuchungen, welche nur den ausgeschiedenen Stickstoff berücksichtigen und in diesem das einzige Maass für den Stoffwechsel der stickstoffhaltigen Körpersubstanz sehen wollen, nicht ausreichen, um irgend welche Auskunft zu geben über die Art und den Umfang der Betheiligung der einzelnen Körpersubstanzen, vor Allem der Nerven- und Muskelsubstanz und der Blutkörperchen, am Stoffwechsel. Zuelzer hat vielmehr — mit vollem Recht, wie ich meine — geltend gemacht, dass wir nur dann im Stande sein werden, die Betheiligung der einzelnen Körpersubstanzen am Stoffwechsel zu ermitteln, wenn wir neben dem Stickstoff, der ja vor Allem in Form des Harnstoffs ausgeschieden wird, auch die Mineralbestandtheile berücksichtigen, von denen wir annehmen müssen, dass sie bei dem Stoffwechsel der verschiedenen Gewebe gleichzeitig mit einer gewissen Menge N und in dem Verhältniss zu diesem, in welchem sie in den einzelnen Geweben enthalten sind, aus ihrer bisherigen Verbindung gelöst und in Begleitung der entsprechenden Harnstoffmenge dem Harn zugeführt werden.

Zuelzer hat bekanntlich, um dies zu veranschaulichen und um direct von der Zusammensetzung des Harns auf den Stoffwechsel im Einzelnen zurückschliessen zu können, den Weg eingeschlagen, stets die relativen Werthe der Phosphorsäure, der Schwefelsäure und anderer Mineralbestandtheile des Harns, d. h. ihr Verhältniss zum Stickstoff (N = 100 gesetzt), zu berechnen und hat die Nothwendigkeit betont, eben diese relativen Werthe allein zum Ausgangspunkt irgend welcher Schlüsse zu machen. — In der That gewinnen wir dadurch schon eine ganz andere Vorstellung von den Vorgängen des Stoffwechsels, als sie uns früher gewährt wurde; aber wir werden noch sehen, dass der directen und unbedingten Verwerthung der so gewonnenen Zahlen noch gewisse Bedenken entgegen stehen. Ich darf das sagen, ohne Zuelzer's Verdienst irgend wie zu schmälern, weil ich weiss, dass Zuelzer eben so wie ich nur das Bestreben hat, möglichst sichere Grundlagen zu schaffen, und gern bekennt, dass wir noch weit vom Ziele entfernt und dass noch viele Lücken unseres Wissens in dieser Beziehung auszufüllen sind.

Es ist vor Allem Eins, was das Urtheil über die Bedeutung der mit dem Harn ausgeschiedenen Mineralstoffe und ihres Verhältnisses unter einander und zum Stickstoff erschwert: das ist der Einfluss der Nahrung. Wenn wir irgend welche Speise aufnehmen, möge sie nun ausschliesslich animalischer Natur, möge es gemischte Kost, möge es reine Pflanzenkost sein, immer führen wir neben den eigentlichen Nährstoffen eine gewisse, je nach der Substanz eben verschiedene Menge von Mineralstoffen ein und, wenn ich mich heute speciell an die Phosphorsäure halten darf, so ist ja bekannt genug, wie ungleich das Verhältniss derselben zum Stickstoff, mit andern Worten der relative Werth derselben in den verschiedenen Nahrungsmitteln ist. Ohne mich hier auf die Einzelheiten einlassen zu wollen, über welche die auch Ihnen bekannten Tabellen von Zuelzer[1]) genauere Auskunft geben, will ich nur als Hauptbeispiel anführen, dass im Fleisch der relative Werth der P_2O_5 ein verhältnissmässig niedriger, in den stickstoffarmen

[1]) Lehrbuch der Harnanalyse. S. 222.

Pflanzenstoffen, im Brod u. dgl. dagegen durchweg ein recht hoher ist. — Wenn nun die Phosphorsäure in Verbindung mit Eiweissstoffen oder auch mit stickstofffreier Substanz in den Magen und Darm hineingelangt, so wird sie hier wahrscheinlich rasch aus ihrer Verbindung mit organischen Stoffen gelöst und, während ein Theil zur Resorption gelangt, wird der andere im Darm zurückgehalten. Dieser letzte Theil ist wahrscheinlich bei verschiedenen Nahrungsmitteln verschieden gross. Wir wissen, dass er um so grösser ausfällt, je mehr Kalk sich im Darminhalt vorfindet oder je mehr P_2O_5 bereits in Form von phosphorsaurem Kalk eingeführt wird. Wir wissen besonders, dass bei pflanzlicher Nahrung der verschiedensten Art und bei Einführung von Milch (wenigstens beim Erwachsenen) eine grössere Menge von P_2O_5 im Darm zurückbleibt, wenn auch im Verhältniss zu der geringen Stickstoffmenge immer noch recht viel zur Resorption gelangt, während bei Fleischnahrung eine verhältnissmässig grössere Menge resorbirt wird. — Die Menge, welche im Darm zurückbleibt, können wir ja durch Fäcalanalysen bestimmen und es ist immer schon ein Gewinn, wenn wir diesen Abzug, der schliesslich Einnahme und Ausgabe ausgleichen muss, kennen. Aber selbst dann bleiben wir doch über e i n e n Punkt immer noch in Zweifel: Die Phosphate nämlich, die vom Darm aus resorbirt werden, erfahren naturgemäss ein verschiedenes Schicksal. Zum Theil werden sie verwandt, um den Verlust an P oder P_2O_5 zu ersetzen, welchen die sämmtlichen Gewebe des Körpers durch den Stoffwechsel erleiden, zum Theil aber bleiben sie, vorausgesetzt, dass ihre Menge nicht allzu gering ist, unbenutzt und verlassen den Körper, ohne in die Zusammensetzung der Gewebe eingetreten zu sein, als entbehrlicher Ueberschuss. Es kann nicht zweifelhaft sein — eine ganze Anzahl von Berechnungen hat mich dies mit Sicherheit gelehrt — dass in der grossen Mehrzahl aller bisher vorliegenden Beobachtungen bei den verschiedensten Arten der Ernährung weit mehr Phosphorsäure eingeführt und auch resorbirt worden ist, als zum Ersatz der verbrauchten Substanz erforderlich war, dass also ein solcher Ueberschuss überall sich geltend macht. Könnten wir diesen seiner Grösse nach bestimmen, so würde der Rest der mit dem Harn ausgeschiedenen Phosphorsäure genau der Menge entsprechen, welche einzig und allein von dem Stoffwechsel der Gewebe herstammt, und wir könnten aus dem Verhältniss derselben zum ausgeschiedenen Stickstoff mit grösserer Sicherheit auf die Vorgänge des Stoffwechsels im Einzelnen zurückschliessen. Leider aber sind wir bis jetzt nicht im Stande, das Gesetz zu finden, welches die Grösse des Ueberschusses für jede Art der Ernährung, selbst unter Berücksichtigung des Phosphorsäuregehalts der Fäces, bestimmen lässt, und dieser Umstand ist es, der die Verwerthung der bisherigen Untersuchungen in der von Z u e l z e r und seinen Nachfolgern angestrebten Richtung und auch die Beurtheilung des Einflusses der Mineralwässer auf den Stoffwechsel noch ausserordentlich erschwert, untern andern auch die Resultate der Untersuchungen

„über den Einfluss der salinischen Laxantien auf den Stoffwechsel“, welche Herr Zuelzer[1]) hier vor zwei Jahren vorgelegt hat, noch unsicher erscheinen lässt.

Wir müssen daher, wenn es gilt, die Vorgänge des Stoffwechsels mit Hülfe der Phosphorsäure des Harns und ihres Verhältnisses zum Stickstoff (Harnstoff) genauer zu ermitteln, versuchen, entweder ein solches Gesetz aufzufinden und somit jenen Ueberschuss der P_2O_5 aus der Nahrung in eine bekannte Grösse zu verwandeln, oder ihn ganz auszuschliessen. Ersteres ist nun, wie gesagt, zur Zeit noch nicht möglich; wenigstens hat es mir mit den mir zu Gebote stehenden Hülfsmitteln und Kenntnissen bisher nicht gelingen wollen. Letzteres müsste, so scheint es, durch Hungerversuche mit Leichtigkeit zu erreichen sein.

In der That habe ich denn auch zunächst versucht, einen an einem Menschen angestellten Hungerversuch[2]), der reichlich 60 Stunden dauerte und mit genauester Controle durchgeführt wurde, zu benutzen, um diese Verhältnisse daran zu studiren, und verschiedene Umstände machten es mir wahrscheinlich, dass in der letzten 24stündigen Hungerperiode wirklich irgend ein Ueberschuss von P_2O_5 aus der Nahrung nicht mehr ausgeschieden worden sei, und dass es gelingen müsste, die in dieser Zeit ausgeschiedenen Mengen von N und P_2O_5 direct und allein auf den Stoffwechsel zurückzuführen. Da nun ein erheblicher Verlust der Knochensubstanz an P_2O_5 in der ersten Hungerzeit kaum zu erwarten war und da ein weiteres Phosphorsäure enthaltendes oder lieferndes Gewebe wahrscheinlich nicht, oder doch nicht wesentlich, in Betracht kommt, schien bei der Berechnung die Beschränkung auf den Stoffwechsel der Nerven- und Muskelsubstanz und der Blutkörperchen erlaubt. Wenn es richtig, dass Stickstoff und Phosphorsäure in dem Verhältniss, in welchem sie bei dem Stoffwechsel der einzelnen Gewebe frei werden, mit einander in den Harn übertreten, so musste man, indem man die gesammte mit dem Harn ausgeschiedene Stickstoff- und Phosphorsäuremenge nach dem Verhältniss der relativen Werthe theilte, welche der letzteren für diese drei Gewebe zukommt, annähernd die Mengen finden, welche resp. aus dem Stoffwechsel der Nerven-, der Muskelsubstanz und der Blutkörperchen hervorgegangen waren.

Es war ein Arbeiter von ca. 56,5 Kg. Körpergewicht, an welchem dieser Hungerversuch ausgeführt wurde. Zu der Annahme, dass die letzte 24stündige Periode der Hungerzeit (37.—60. Hungerstunde) wirklich nicht mehr von der Nahrung beeinflusst wurde, hielt ich mich, abgesehen davon, dass es doch wohl auch a priori nicht eben wahrscheinlich war, vor Allem wegen des folgenden Verhaltens berechtigt: Die Versuchsperson entleerte:

[1]) Diese Wochenschrift 1879, No. 12 u. 13.
[2]) Vgl. Jürgensen: Die Körperwärme des gesunden Menschen. 1873, S. 27.

	Phosphorsäure				
	Vorm.	Nachm.	Abends	Nachts.	in 24 St.
von der 13. bis zur 36. Hungerstunde	0,520,	0,560,	0,440,	0,410;	1,930 [1])
„ „ 37. „ „ 60. „	0,270,	0,420,	0,330,	0,350;	1,370
die Differenz betrug also	0,250,	0,140,	0,110,	0,060;	0,560.

Die allmähliche Abnahme der Phosphorsäureausscheidung des ersten Tages schien mir zu beweisen, dass der durch die Differenz angezeigte Ueberschuss desselben direct aus der Nahrung abzuleiten und dass zugleich für den letzten Tag ein solcher Ueberschuss auszuschliessen sei. Das Letztere durfte mit um so grösserer Wahrscheinlichkeit angenommen werden, weil die Zahlen der einzelnen 4 Tagesperioden zu einander ganz in dem Verhältniss stehen, wie es sich aus zahlreichen Phosphorsäurebestimmungen verschiedener Autoren als das mittlere normale ergeben hat. Somit durfte ich wohl die gesammte Phosphorsäuremenge des zweiten Tages ebenso wie den nach Abzug des Ueberschusses bleibenden Rest des ersten allein aus dem Stoffwechsel der Körpersubstanz ableiten.

Ich kam dann mit Hülfe der im letzten Sommer von mir veröffentlichten Berechnungen [2]), welche sich auf den Stoffwechsel der Blutkörperchen und die Harnstoffbildung aus Hämoglobin beziehen, dahin, die Zahlen für die letzte 24stündige Hungerperiode, in welcher

7,610 N und 1,370 P_2O_5; rel. Werth = 18

ausgeschieden wurden, in der Weise zu deuten, dass ich annahm, es stammten

	N	P_2O_5	rel. Werth
aus der Nervensubstanz	1,895	0,832	44
„ „ Muskelsubstanz	3,370	0,472	14
„ den Blutkörperchen	2,345	0,066	2,8
Summa	7,610	1,370	18,0.

Es ist dabei der Berechnung aus der Nerven- und Muskelsubstanz das mittlere Verhältniss zu Grunde gelegt, in welchem N und P_2O_5 resp. im Gehirn und in den Muskeln enthalten sind. Für das Gehirn giebt freilich Zuelzer neuerdings den rel. Werth der $P_2O_5 = 45$ an. Ich bin bei der älteren Angabe von 44 (43,8) stehen geblieben, weil alle meine bisherigen Berechnungen einmal darauf begründet sind. Der Unterschied ist ein durchaus unwesentlicher. Die Zahl 14 für den rel. Werth der P_2O_5 in der Muskelsubstanz ist eigentlich nur für gewisse thierische Muskeln gültig. Da wir aber über die Zusammensetzung der menschlichen Muskeln noch zu wenig Sicheres wissen, habe ich geglaubt, vorläufig mit dieser Mittelzahl rechnen zu dürfen. Den relativen Werth der P_2O_5 aus den Blutkörperchen habe ich = 2,8 angesetzt, weil ich annahm, dass die Gallensecretion am letzten Hungertage eine minimale gewesen sei, dass also der Zerfall des Hämoglobin vorwiegend der Glycogenbildung gedient habe. Auf die nähere Begründung dieser Annahme muss ich hier mit Rücksicht auf die Kürze der Zeit verzichten.

Nun darf ich freilich nicht behaupten, dass nur diese und keine

[1]) Der Vormittag von 6—12 h, der Nachmittag von 12—6 h, der Abend von 6—12 h und die Nacht von 12—6 h gerechnet.

[2]) Centralblatt f. d. med. Wissensch. 1880, No. 36—38.

andere Gruppirung der Zahlen möglich war. Aber ich will hier nur kurz bemerken, dass jede andere weniger Wahrscheinlichkeit für sich zu haben schien und, was besonders bedeutsam ist, dass keine andere sich so gut in Einklang bringen liess mit dem, was die Berechnung auf Grund der Zahlen für die einzelnen Tagesperioden ergab. Auf diese näher einzugehen, ist hier nicht der Ort. Ich erlaube mir in dieser Beziehung auf meine demnächst erscheinende Arbeit „über das Verhältniss der Phosphorsäure zum Stickstoff im Urin" zu verweisen[1]); in der Sie alles Nähere finden werden. —

Wenn nun aber gegen diese Gruppirung der Zahlen, wie es schien, nichts Besonderes einzuwenden war und wenn ich vorläufig annehmen durfte, dass während der ersten Tage des Hungerzustandes der Stoffwechsel der Nerven- und Muskelsubstanz sich nicht wesentlich anders verhalten habe, als bei gewöhnlicher Ernährung unter sonst ähnlichen Verhältnissen, so durfte ich mir ja sagen, dass hier die für dieses Individuum und für das hier beobachtete Verhalten des Körpers und Geistes normale Grösse dieses Theils des Stoffwechsels gegeben sei und dass es mit Hülfe dieser Zahlen gelingen müsse, nicht allein für den ersten Hungertag, sondern auch für Tage mit gewöhnlicher oder auch besonders geleiteter Ernährung einerseits die Grösse des Umsatzes der Blutkörperchen und andererseits die Grösse des Phosphorsäureüberschusses aus der Nahrung oder wo der letztere auszuschliessen oder die Grösse desselben bekannt sein sollte, etwaige Abweichungen des Nerven- oder Muskelstoffwechsels von der hier gefundenen Grösse nachzuweisen. Freilich ist natürlich nicht anzunehmen, dass auch bei scheinbar ganz gleichem Verhalten der Ruhe oder der Thätigkeit an jedem Tage immer genau gleiche Mengen von Umsatzproducten der Nerven- und Muskelsubstanz ausgeschieden werden; aber vorläufig musste es erlaubt sein, die hier gefundene Grösse als eine constante, für ruhiges Verhalten des Körpers und Geistes gültige, zu betrachten[2]); ja ich durfte sogar wohl annehmen, dass selbst bei der Uebertragung dieser Zahlen, welche, genau genommen, natürlich nur für dieses Individuum Gültigkeit haben, auf die Beobachtungen an einem anderen gleich oder annähernd gleich schweren Individuum nicht allzu grosse Fehler begangen werden würden.

Für den ersten Hungertag (13.—36. Hungerstunde), dessen Gesammtmenge 9,140 N und 1,930 P_2O_5 betrug, lies sich somit ableiten:

	N	P_2O_5	rel. Werth.
aus der Nervensubstanz	1,895	0,832	44
„ „ Muskelsubstanz	3,370	0,472	14
„ den Blutkörperchen	3,875	0,078	2
„ der Nahrung	—	0,548	—
Summe	9,140	1,930	21

[1]) Deutsches Archiv f. klin. Medicin. Bd. 29.

[2]) Das Versuchsindividuum brachte den ganzen Tag zum Zweck der Temperaturmessungen im Bette zu.

Die Zahl für die hier als Ueberschuss aus der Nahrung aufgeführte Phosphorsäure, von der ich annehme, dass sie während des Hungerzustandes noch nachträglich aus dem Darminhalt resorbirt worden ist, stimmt, wie Sie sehen, ziemlich genau mit der Summe der Zahlen überein, welche ich (s. o.) als Differenz zwischen den einzelnen sechsstündigen Tagesperioden gefunden habe. Sie musste etwas kleiner ausfallen, weil am ersten Hungertage etwas mehr P_2O_5 auf die Blutkörperchen angerechnet werden musste als am zweiten. Den relativen Werth der aus den Blutkörperchen abzuleitenden P_2O_5 habe ich ungefähr = 2, d. h. ziemlich hoch, ansetzen müssen, weil ich Grund zu der Annahme zu haben glaubte, dass am ersten Hungertage die Gallensecretion keine sehr erhebliche gewesen sei. (In Betreff des Näheren verweise ich auf meine schon erwähnte grössere Arbeit.)

In den Beobachtungen über das Verhalten bei gewöhnlicher Ernährung, bei welcher die Gesammtmenge des ausgeschiedenen Stickstoffs ebenso wie diejenige der Phosphorsäure in der Regel eine grössere sein wird, als selbst am ersten Hungertage, werden wir dann den ganzen Rest des Stickstoffs, der nach Abzug der Summe von 5,265 N, welche wir hier als Umsatzproduct der Nerven- und Muskelsubstanz gefunden haben, übrig bleibt, immer aus dem Stoffwechsel der **Blutkörperchen** herzuleiten haben. Dies entspricht auch, wie ich meine, durchaus der Wahrscheinlichkeit. Man findet, wie bekannt, dass die Stickstoffmenge, die mit dem Harn ausgeschieden wird, sehr erheblich steigt, wenn viel Eiweiss eingeführt wird, wenn z. B. ausschliessliche Ernährung mit grösseren Mengen von Fleisch stattfindet, und man ist dann doch wohl berechtigt, mit **Meissner** anzunehmen, dass nicht eine Veränderung des Stoffwechsels der Muskeln, deren Function zu sehr an die Stabilität ihrer Form gebunden ist, noch weniger eine solche des Nervenstoffwechsels diese oft enorme Steigerung der Stickstoffausscheidung bedingt, sondern dass die viel labileren rothen Blutkörperchen es sind, an welchen in Folge der reichlichen Eiweisszufuhr der rasche Neubildungsprocess und dementsprechend auch der rasche Zerfall der verbrauchten Elemente sich vollzieht, welcher letztere eine reiche Quelle des Harnstoffs repräsentirt. Ich unterlasse es hier, Beispiele anzuführen, indem ich bemerke, dass als solche die Versuche dienen können, welche ich weiterhin noch besprechen werde.

Nun aber habe ich mir gesagt: es ist ein solcher Hungerversuch doch noch keineswegs geeignet, um uns eine endgültige und zuverlässige Vorstellung von den Stoffwechselvorgängen zu verschaffen, wie sie sich bei einem Menschen gestalten, der in normaler Weise ernährt wird. Denn mit Sicherheit können wir doch nicht beurtheilen, ob nicht während des Hungerzustandes ganz andere Vorgänge in dem psychischen Verhalten und demnach in dem Nervenstoffwechsel stattfinden als bei normal Ernährten und ob denn nicht bei dem Letzteren der Muskelstoffwechsel etwas weniger in Anspruch genommen wird als bei dem hungernden Menschen: Bei diesem könnte ja z. B. eine vermehrte Inanspruchnahme sich schon durch das Bedürfniss der Wärmeproduction erklären. Kurz, verschiedene Bedenken drängten sich auf, welche es zweifelhaft machten, ob wir wirklich die hier vorgelegten Ergebnisse meiner Berechnungen auf den Stoffwechsel beim Menschen mit normaler Ernährung übertragen können. Es galt die Probe auf das Exempel zu machen und ich suchte deshalb eine Methode, welche es ermöglichte, die Einflüsse der Nahrung auf den Phosphorsäuregehalt des Harns möglichst auszuschliessen und doch die Beobachtungen an Menschen anzustellen, die sich in normalem Ernährungszustande befanden.

Da sagt nun ja eine einfache Ueberlegung, dass dieser Einfluss mit Sicherheit ausgeschlossen sein würde, wenn mit der Nahrung nur gerade soviel P_2O_5 eingeführt würde, dass die zur Resorption gelangende Menge nur eben ausreicht, um den Verlust des Körpers an P_2O_5 zu ersetzen. Aus verschiedenen Beobachtungen habe ich weiter den Eindruck empfangen, dass die ausschliessliche Ernährung mit Fleisch besonders geeignet sein müsse, um diesen Zweck zu erreichen, und, wenn dies richtig ist, würde es sich ja nur noch darum handeln, die Fleischmenge zu bestimmen, welche im Laufe eines Tages eingenommen werden darf, ohne das erforderliche Maass der P_2O_5 zu überschreiten. Ob das bei den Versuchen, die ich demnächst ausführlicher besprechen werde, bereits gelungen ist, vermag ich noch nicht mit Sicherheit zu entscheiden. Dass es aber mit Hülfe weiterer Versuche gelingen wird, davon bin ich vollkommen überzeugt.

Die erwähnten Beobachtungen, welche ich hier nicht genauer analysiren kann, haben es mir wahrscheinlich gemacht, dass die Phosphate, welche mit dem Fleisch eingeführt werden, verhältnissmässig rasch sowohl zur Resorption als auch, soweit sie für die Oekonomie des Körpers entbehrlich sind, wieder zur Ausscheidung gelangen, und es ist das ein grosser Vorzug gegen die Ernährung mit gemischter Kost. Bei letzterer nämlich bleiben die Phosphate theilweise längere Zeit im Darm zurück. Wenn dann die Peristaltik des Darms gehörig vor sich geht, wenn dieselbe durch neue Mahlzeiten immer von Neuem angeregt wird, so werden diese zurückgebliebenen Phosphate wohl grösstentheils mit Fäces entleert; wenn aber die Fortbewegung des Darminhalts stockt, weil diese Anregung ausbleibt oder aus andern Gründen, dann werden dieselben noch nachträglich in grösserer Menge resorbirt und daraus erklärt es sich, dass in dem vorhin besprochenen Hungerversuch noch nach der 13. Hungerstunde eine so bedeutende Quantität Phosphorsäure mit dem Harn entleert wurde. Auch bei Versuchen mit Fleischnahrung ist dies wohl zu beachten und wenn man dieselben etwa, wie es am nächsten liegt, Vormittags beginnen lassen will, ist es zweckmässig, schon am Abend vorher nur Fleisch mit phosphorsäurefreien Getränken geniessen zu lassen, weil man, wenn die letzte Abendmahlzeit aus gemischter Kost bestand, nicht sicher sein kann, dass nicht am Vormittage des ersten Versuchstages noch Phosphate zur Ausscheidung gelangen, die noch aus der Nahrung des Abends herstammen. Vor Allem würde dies zu befürchten sein, wenn man, wie ich es in einigen Versuchen für zweckmässig gehalten habe, die Versuchsperson am ersten Vormittage hungern oder nur phosphorsäure- und stickstofffreie Getränke geniessen lässt.

Lässt man am Abend vor dem Versuch nur Fleisch geniessen, so werden die Phosphate desselben, soweit sie zur Resorption gelangen, meistens schon während der Nacht wieder ausgeschieden. Zugleich wird dadurch vielleicht erreicht, dass die von den vorhergehenden Mahlzeiten noch restirenden Kothmassen, die noch verhältnissmässig viel P_2O_5 enthalten, rascher nach abwärts befördert werden, wodurch eine nachträgliche Resorption der P_2O_5 verhütet werden kann. Doch will ich hinzufügen, dass man diesen Zweck wohl noch sicherer erreichen wird, wenn man am Morgen des ersten Versuchstages ein Abführmittel (etwa Magnesia sulf.) nehmen lässt, welches den noch restirenden Darminhalt möglichst vollständig entfernt.

Ich habe nun Versuche angeregt, die im Wesentlichen an dem hier entwickelten Princip festhielten. Dieselben wurden in folgender Weise ausgeführt: Am Abend vor dem ersten Versuchstage wurde nur Fleisch (125—250 Grm.) genossen, dazu Wasser oder Bier getrunken. Der eigentliche Versuch erstreckte sich jedesmal über 2 Tage; an beiden wurde Morgens nur eine Tasse schwarzen Kaffee's getrunken, Mittags und Abends wurden je 200—250 Gramm Fleisch genossen, wozu von der einen Versuchsperson (Kindt) nur Wasser, von der andern (Petersen) auch Bier getrunken wurde. Der Tag wurde in 3 Perioden — Vormittag von 7—1 h, Nachmittag von 1—7 h und Nacht von 7—7 h — getheilt und der Harn dieser Eintheilung entsprechend in 3 Portionen gesammelt und in jeder derselben nach Feststellung der Menge und des spec. Gewichts N und P_2O_5 bestimmt. Ich bemerke, dass man Versuche mit ausschliesslicher Fleischkost nicht gut länger als 48 Stunden fortsetzen kann, weil gewöhnlich sehr bald unüberwindlicher Widerwille gegen diese Nahrung, zuweilen sogar Uebelkeit und Durchfall eintritt.

Diese Versuche wurden von dem approbirten Arzt, Herrn G. Petersen theils an seiner eigenen Person, theils an einem Kranken der Medicinischen Klinik (Kindt), der, sonst gesund, sich nur wegen eines chronischen Kehlkopfkatarrhs in Behandlung befand, angestellt, und dieselben haben theilweise ein Resultat ergeben, welches mir zu beweisen scheint, dass man in der That diese Methode wird verwerthen können, um die Stoffwechselvorgänge genauer in der Richtung, welche ich angedeutet habe, zu verfolgen, wenn auch gewisse Modificationen sich vielleicht noch als nothwendig herausstellen werden.

Wenn ich nämlich aus diesen Versuchen die Tage herausgreife, welche die geringste Phosphorsäureausscheidung aufweisen, bei welchen also anzunehmen, dass es nahezu gelungen ist, den Ueberschuss der P_2O_5 aus der Nahrung ganz auszuschliessen, so zeigt sich, dass die für diese gefundenen Zahlen sich sehr gut mit denen in Einklang bringen lassen, welche ich aus dem Hungerversuch ermittelt habe[1]). Es sind zwei Beobachtungstage, welche ein ziemlich übereinstimmendes Resultat und eine so geringe Phosphorsäuremenge geliefert haben, dass dieselbe diejenige des letzten Hungertages (s. o.) nur wenig überschreitet. Der Kehlkopfkranke Kindt nämlich, dessen Körpergewicht ca. 63 Kg. betrug und der sich unter ganz ähnlichen äusseren Verhältnissen — bei völliger Ruhe im Bett befand, auch demselben Stande angehörte, wie der Arbeiter Vogel, an welchem der oben besprochene Hungerversuch ausgeführt wurde, entleerte in 2 Versuchsreihen bei einer Einfuhr von 500 Grm. Fleisch mit etwa 17 Grm. N und 2,2 Grm. P_2O_5 vom Mittag des ersten bis zum Mittag des zweiten Versuchstages

einmal 15,071 N und 1,503 P_2O_5; rel. Werth = 10

Das andere Mal 14,749 „ „ 1,549 „ „ „ = 10,5.

Nehmen wir nun an, dass die bei dem Hungerversuch gefundenen Zahlen für den Nerven- und Muskelstoffwechsel für das Versuchsindividuum wirklich zutreffend waren, nehmen wir ferner an, dass der Nervenstoffwechsel seiner Grösse nach nicht vom Körpergewicht abhängig ist und dass er demnach bei diesem Individuum, dessen geistige Thätigkeit wahrscheinlich nicht erheblich lebhafter war als die des hungernden Vogel, nicht grössere Mengen von Umsatzproducten geliefert hat als bei Jenem, dass aber der Muskelstoffwechsel mit dem Körpergewicht steigt oder fällt, so werden wir ungefähr das Richtige treffen, wenn wir hier aus der Nervensubstanz dieselbe Menge ableiten wie in dem Hungerversuch, also rund 1,900 N und 0,833 P_2O_5, aus der Muskelsubstanz dagegen eine Menge, welche entsprechend den verschiedenen Körpergewichten (63 und 56 Kg.) sich zu der bei Vogel gefundenen wie 9 : 8 verhält, also rund 3,800 N und 0,532 P_2O_5. Der Rest des N würde dann auf den Stoffwechsel der Blutkörperchen zurückzuführen sein und wir finden die diesem entsprechende Phosphorsäuremenge mit Hülfe meiner Tabelle II[2]), welche einer mittleren Grösse der Gallensecretion, wie wir sie hier anzunehmen haben, angepasst ist.

Die obigen Tagesmengen sind also abzuleiten wie folgt:

		N	P_2O_5	rel. Werth.
I.	aus der Nervensubstanz	1,900	0,833	44
	„ „ Muskelsubstanz	3,800	0,532	14
	„ den Blutkörperchen	9,371	0,129	1,38
	„ der Nahrung	—	0,009	—
	Summe	15,071	1,503	10,0

[1]) In meinem Vortrage musste ich mich anders äussern, weil mir irrthümlicher Weise die Harnstoffzahlen als Stickstoffzahlen überliefert waren und ich von diesem Irrthum erst nachträglich in Kenntniss gesetzt wurde.

[2]) S. Nachtrag zu meiner Mittheilung im Centralblatt 1880 und Deutsches Arch. f. klin. Med. Bd. 29.

		N	P_2O_5	rel. Werth.
II.	aus der Nervensubstanz	1,900	0,833	44
	„ „ Muskelsubstanz	3,800	0,532	14
	„ den Blutkörperchen	9,049	0,122	1,35
	„ der Nahrung	—	0,062	—
	Summe	14,749	1,549	10,5

M. H.! Es ist wohl nicht zu läugnen, dass die Leichtigkeit, mit welcher hier die Auflösung mit Hülfe meiner Berechnungen aus dem Hungerversuch und meiner Tabellen zur Berechnung des Umsatzes der Blutkörperchen gelingt, etwas Bestechendes hat. Denn der geringe Ueberschuss von P_2O_5 aus der Nahrung, der nach dieser Rechnung noch bleibt, ist weder störend für das Verständniss, noch macht er das Resultat weniger wahrscheinlich. Ueberdies würde es wenig ausmachen, wenn ich diesen Ueberschuss noch auf den Stoffwechsel der Nerven- und event. auch der Muskelsubstanz in Anrechnung bringen wollte. Ist es doch nur wahrscheinlich, dass eine solche Gleichmässigkeit des Stoffwechsels, wie ich sie hier angenommen, in Wahrheit nicht existirt! — Füge ich noch hinzu, dass in diesen Beobachtungen auch die Berechnung der einzelnen Tagesperioden, auf welche ich hier, theils um dem Herrn Petersen nicht vorzugreifen, theils um Ihre Zeit nicht zu lange in Anspruch zu nehmen, nicht näher eingehen kann — dass auch diese Berechnung nach dem gleichen Princip Resultate giebt, welche auffallend gut mit meinen gleichartigen Berechnungen aus dem Hungerversuch in Einklang stehen, so wird es wohl um so wahrscheinlicher, dass wir hier fast genau die Mengen vor uns haben, welche wirklich aus dem Stoffwechsel der einzelnen Körpergewebe hervorgegangen sind.

Trotzdem bin ich nicht so leichtfertig, zu schliessen, dass wir hiermit in der That schon zu einem gewissen Abschluss gekommen seien und dass die hier aufgestellte Vertheilung der Stoffwechselproducte auf die einzelnen Körpersubstanzen durch die nachgewiesene Uebereinstimmung mit dem Hungerversuch als richtig erwiesen sei. Ich bin mir vielmehr vollkommen klar darüber, dass gegen diese Art der Rechnung noch manche wohlbegründeten Einwendungen erhoben werden können, dass die Lösung überhaupt schwerlich so einfach sein wird, wie es hiernach scheinen möchte, ja dass nicht einmal der Beweis dadurch geliefert ist, dass wirklich der Ueberschuss von P_2O_5 aus der Nahrung so gering war, wie meine Rechnung ergab, oder dass er hier schon ganz auszuschliessen wäre. Ich bitte Sie auch nur, diese Berechnung als einen Versuch zu betrachten, der Lösung der Frage, die uns hier beschäftigt, näher zu kommen.

Aber das glaube ich doch aus diesen Beobachtungen und dem Ergebniss meiner Berechnungen schliessen zu dürfen, dass Versuche dieser Art am besten geeignet sein werden, uns weitere Aufschlüsse über die fraglichen Verhältnisse zu geben. Gewiss wird man freilich auch mit gemischter Kost so wenig P_2O_5 einführen können, dass von der resorbirten Menge nach dem Ersatz der verbrauchten Körpersubstanz kein Ueberschuss bleibt; aber abgesehen von den früher hervorgehobenen Vorzügen bietet die Fleischkost noch den weiteren Vortheil, dass man die Menge der eingeführten P_2O_5 ohne grosse Schwierigkeit berechnen kann, während man bei gemischter Kost in Betreff der Berechnung auf die grössten Schwierigkeiten stösst. — Doch glaube ich schon jetzt sagen zu können, dass gewisse Modificationen der Versuchsordnung wahrscheinlich zu empfehlen sein werden. Wie bemerkt, habe ich von den Beobachtungen des Herrn Petersen nur diejenigen angeführt, welche die geringste tägliche Phosphorsäuremenge aufwiesen. An den übrigen Tagen war bei gleicher Einfuhr die Phosphorsäureausscheidung grösser. Es scheint das darauf hinzudeuten, dass es gewissermaassen nur einem glücklichen Zufall zuzuschreiben ist, wenn in den beiden citirten Beobachtungen der Ueberschuss der P_2O_5 aus der Nahrung fast ganz ausgeschlossen werden kann, und ich vermuthe, dass man grössere Sicherheit haben wird, dies zu erreichen, wenn man kleinere Mengen Fleisch im Laufe des Tages und auch diese nicht in zwei, sondern in drei Mahlzeiten einführt: am besten etwa Morgens 50, Mittags 100 und Abends gleichfalls 100 Gramm. Gestattet man grössere Mengen auf einmal, so ist, wie mir allmählich klar geworden, die Gefahr nicht auszuschliessen, dass selbst, wenn die eingeführte Phosphorsäuremenge für den ganzen Tag nicht zu gross ist, doch in der einzelnen Tagesperiode ein Ueberschuss der schnell resorbirten Phosphorsäure im Harn erscheint. Es ist das leicht verständlich, wenn man bedenkt, dass die im Laufe einer sechsstündigen Nachmittagsperiode ausgeschiedene Phosphorsäure ohne solchen Ueberschuss durchschnittlich etwa 0,450—0,500 betragen mag, während mit 200 Grm. Fleisch ca. 0,880 P_2O_5 eingeführt werden, mit 250 Grm. sogar schon 1,100. — Auch von dem von mir aus bestimmten Gründen befolgten Princip, die Versuchspersonen Vormittags hungern zu lassen, möchte ich jetzt abrathen, zugleich aber empfehlen, Morgens nicht mehr als 50 Grm. Fleisch (mit etwa 0,220 P_2O_5) geniessen zu lassen.

Noch etwas Weiteres glaube ich aus diesen Beobachtungen und Berechnungen, zu welchen noch eine ganze Anzahl ähnlicher hinzukommt, auf die ich hier nicht eingehen kann, schliessen zu dürfen, was für künftige Untersuchungen von Wichtigkeit ist. Es scheint mir nämlich daraus hervorzugehen, dass die Tabellen für die Berechnung des Umsatzes der Blutkörperchen, welche ich aufgestellt habe, sich wirklich benutzen lassen, um in diesen und ähnlichen Versuchen die Producte dieses Umsatzes zu ermitteln: dass somit die Voraussetzungen, auf welche die Berechnung dieser Tabellen sich gründet, wohl annähernd richtig sein müssen. Dass dies nur annähernd der Fall sein kann, und dass die Tabellen nur vorläufige Verwendung finden dürfen, bis sie durch bessere ersetzt sein werden, darüber bin ich mir vollkommen klar. Aber diese Verbesserung kann erst erfolgen, wenn die Grundlagen durch zahlreichere Analysen des Blutes und der Galle mehr gesichert, und wenn wir namentlich über den Phosphorsäuregehalt der Blutkörperchen und der Galle nicht mehr im Zweifel sein werden, und bis dahin werden wir, wie ich glaube, mit diesen Tabellen rechnen dürfen. Ja wir müssen schon damit rechnen, wenn wir nicht überhaupt darauf verzichten wollen, den Weg, den wir hier eingeschlagen haben, weiter zu verfolgen.

Schon aus diesen Beobachtungen ergiebt sich, wie meine obigen Berechnungen zeigen, mit voller Sicherheit, dass bei reichlicher Eiweisszufuhr die Blutkörperchen die Hauptquelle des Harnstoffs bilden. Denn, wenn man auch annehmen wollte, dass ich den Ueberschuss der P_2O_5 aus der Nahrung in den obigen Berechnungen zu gering angeschlagen hätte, so würde doch ein etwaiges Plus, welches zu diesem Ueberschuss hinzuzurechnen wäre, immer nur von den Producten des Nerven- oder Muskelstoffwechsels abgezogen werden können, und es würde dadurch der Stickstoffrest, der für den Umsatz der Blutkörperchen anzurechnen wäre, nur um so grösser werden.

Auf dieses Letztere will ich jedoch nur beiläufig hingewiesen haben. Es ist nämlich keineswegs meine Absicht, auf die wissenschaftliche Ausbeute der Versuche des Herrn Petersen näher einzugehen. Vielmehr beabsichtigte ich nur, Ihnen die Methode für fernere Untersuchungen, mögen dieselben nun speciell balneologischer Natur oder der Lösung anderer Fragen gewidmet sein, zu empfehlen, und ich zweifle nicht, dass dieselbe Methode, wenn nur erst das Princip derselben noch etwas genauer festgestellt sein wird, sich auf die verschiedensten Versuche und Beobachtungen wird anwenden lassen. Wenn man beispielsweise über die Wirkung einer Heilquelle oder eines Aufenthalts an der Seeküste oder über den Einfluss des Höhenklimas auf den Stoffwechsel Aufschluss erhalten will, würde man vielleicht so verfahren können, dass man die Patienten oder Versuchspersonen, die sich dazu herzugeben bereit sind, zunächst beim Beginn der Kur oder des Aufenthals an einem jene Bedingungen gewährenden Orte einem zweitägigen Versuche der geschilderten Art unterwürfe, dann um die Mitte und endlich am Schluss der Beobachtungszeit den Versuch wiederholte, und würde so doch vielleicht etwas über die dadurch bedingten Veränderungen des Stoffwechsels, wenn sie nicht allzu geringfügig ausfallen, erfahren können. Oder, wenn man über die Wirkung eines Medicamentes, des Alcohols, des Morphium, des Bromkalium u. s. w. auf die mit Stoffumsatz verbundenen Vorgänge im Nervensystem oder auf den gesammten Stoffwechsel etwas erfahren will, so dürfte man gleichfalls am besten zum Ziele gelangen, wenn man die Versuche so anstellte, dass zunächst durch eine zweitägige Beobachtungszeit mit Befolgung derselben Methode die individuelle Grösse des Stoffwechsels der Versuchsperson ermittelt und dann erst (nach einer Pause von einigen Tagen) zu dem eigentlichen

Versuche geschritten würde, der natürlich auch wieder unter Innehaltung der genau ebenso regulirten ausschliesslichen Fleichdiät auszuführen wäre, — bei abführend wirkenden Mineralwässern oder Medicamenten, womöglich noch mit Zuhülfenahme von Fäcalanalysen. Immer aber würde der Tag — das betone ich noch einmal — in mehrere Perioden zu theilen und für jede derselben der Harn gesondert zu sammeln sein, um in jeder Portion N und $P_2 O_5$ und event. auch andere Stoffe zu bestimmen. Denn nur so wird es möglich, über den täglichen Gang des Stoffwechsels unter den verschiedenen Bedingungen etwas zu erfahren, und nichts ist mehr geeignet, das Resultat der Berechnung der Tagesmenge zu controliren und die daraus gezogenen Schlüsse zu berichtigen oder zu bestätigen, als die Beachtung des Verhaltens der einzelnen Tagesperioden und der Versuch, die gleichartigen Berechnungen auf diese zu übertragen.

Ist aber erst das physiologische Verhalten ermittelt, sind wir erst einmal im Stande, den gesetzmässigen täglichen Gang des Stoffwechsels der einzelnen Körpersubstanzen zu überblicken, dann werden wir auch fähig sein, pathologische Abweichungen von demselben zu erkennen, und auch diese Erkenntniss wird meiner Meinung nach am besten durch die Anwendung der gleichen Methode auf krankhafte Zustände verschiedener Art erlangt oder gefördert werden können.

Sicher liegt hier ein ausserordentlich fruchtbares Gebiet vor, das nur der Bearbeitung in richtiger Weise harrt, um uns sehr wichtige Aufschlüsse zu verschaffen. Ich behaupte aber keineswegs, dass die Methode, welche ich eben vorgeführt habe, selbst mit den vorgeschlagenen Modificationen, durchaus das Richtige trifft. Mein Wunsch war nur, diejenigen, die berufen sind und die Gelegenheit finden, derartige Arbeiten auszuführen, aufzufordern, auch diese Methode weiter zu prüfen. Die Resultate werden dann lehren, ob meine Voraussetzungen und Vermuthungen richtig waren, oder ob eine andere oder dieselbe noch weiter modificirte Methode besser zum Ziele führen wird.

Der Vorsitzende dankt dem Vortragenden und schlägt vor, dasselbe Thema im nächsten Jahre wieder auf die Tagesordnung zu setzen. Die Versammlung erklärt sich damit einverstanden.

Herr **Thomas** (Badenweiler):

Ueber den Zusammenhang von Witterung und Hämoptoë.

Obwohl es gar keinem Zweifel unterliegen kann, dass nicht alle Fälle von Apoplexie wie von Hämoptoë nur auf atmosphärische Einflüsse zurückzuführen sind, ist doch nach der Ansicht einer grossen Anzahl der Aerzte sowohl für gehäuft auftretende apoplectische wie namentlich hämoptoische Anfälle eine physicalische Ursache in der Witterung nicht von der Hand zu weisen.

So liegt eine leider nur zu kurze Beschreibung einer epidemischen Hämoptoë von Thomas Sydenham vor; Guéneau de Moussy hat Fälle beobachtet, die er mit dem Namen der epidemischen Hämoptysie bezeichnet. Wie nun die Thatsache nicht wohl geleugnet werden kann, so fragt sich nur, welche Zustände der Atmosphäre zu beschuldigen sind.

Die Ansichten der verschiedenen Beobachter weichen erheblich in dieser Hinsicht von einander ab. Das Wichtigste will ich Ihnen hier kurz anführen.

Wie bei Hippocrates und Alexander von Tralles finden wir bei vielen späteren Schriftstellen als atmosphärische Ursache der Hämoptoë nur kalte Luft angegeben. Nach Aretaeus aber begünstigt warme feuchte Luft am Meisten den Blutaustritt.

Zu Anfang dieses Jahrhunderts machte Haase einen Unterschied, indem seiner Beobachtung nach bei einer sauerstoffreichen, kalten Atmosphäre, bei Nord- und Nordostwinden Hämoptoë sogar als Epidemie vorkommen könne, während eine feuchte, verdorbene, an Sauerstoff arme Atmosphäre den paralytischen Blutfluss erzeugen könne; daher das Auftreten solcher Fälle in schlecht ventilirten überfüllten Spitälern, in Gefängnissen, an sumpfigen Orten.

Canstatt beschuldigte grosse Hitzegrade, rasche Uebergänge von kalter trockener zu heisser feuchter Witterung, wie sie im Frühjahr und zu Anfang des Sommers stattfinden. Aehnliches werde auch von starken Barometerschwankungen und von erheblicher Verminderung des Luftdruckes behauptet.

Thilenius sah die meisten Lungenblutungen bei hohem Barometerstand auftreten, Nelson (im Jahre 1876) in New-York dagegen gerade bei niedrigem. Wie schon früher Eb. Gilchrist behauptete, dass plötzliche Hitze in einer Nacht bei verschiedenen Personen Hämoptoë bewirke, theilte kürzlich C. Faber mit, dass das heisse Wetter der Tropen eine reguläre Epidemie von Hämorrhagie erzeugen könne.

L. Thaon in Nizza will öfter gegen den Monat März unter dem Einfluss einer sehr niedrigen atmosphärischen Pression bei Südwest und sehr trockener Luft eine gewisse Anzahl von Phthisikern fast zu gleicher Zeit von Blutspeien befallen gesehen haben.

Rohden hat Fälle veröffentlicht, in welchen ihm plötzliches Ansteigen der absoluten Luftfeuchtigkeit als Ursache zu beschuldigen schien, mir selbst ist sowohl plötzliches Fallen der atmosphärischen Saturation wie auch das plötzliche Ansteigen derselben bei verschiedenen Arten von Hämoptoë als der Grund vorgekommen.

Bröking und Biermann haben dies für plötzliches Sinken der

relativen Luftfeuchtigkeit bestätigt, die Wirkung bei plötzlichem Ansteigen bestritten.

Ausgedehntes Material aus dem k. k. allgemeinen Krankenhause zu Wien hat Dr. Karl Haller[1]) gesammelt, indem er 1519 Fälle von Hämoptoë, die in den Jahren 1846 — 1855 zur Beobachtung kamen, daraufhin prüfte. Nach Haller fällt das Minimum der Erkrankungen an Hämoptoë auf den December, dieselben nehmen im Januar rasch zu, erreichen nach einem geringen Nachlasse der nächsten zwei Monate im April (mit dem tiefsten Barometerstand) ihr Maximum, auf dem sie im Mai fast stationär bleiben, um dann im Juni und Juli schnell abwärts zu sinken; im August, wo also der Luftdruck sich bereits seinem hohen Herbststande nähert, träte dann eine ebenso hohe Steigerung als zweite isolirte Culmination ein, die bis zum October wieder verschwände.

Will man auch mit Haller das erste Maximum im April aus dem niedrigsten Barometerstand erklären, dann bleibt das zweite fast ebenso hohe Maximum im August doch sehr auffallend.

Das Maximum der Temperatur fällt in den Juli.

Das Maximum des Herbstbarometerstandes in den September.

Die relative Luftfeuchtigkeit hat im Juli ihr Minimum erreicht, beginnt gerade im August wieder zu steigen.

Das Maximum des Niederschlages findet im Juni statt.

Ein Zusammenhang mit den nur für 3 Jahre angeführten Ozonbeobachtungen ist nicht zu constatiren.

Für sehr beachtenswerth halte ich, dass man aus den Haller'schen Angaben herauslesen kann, dass ein gewisser Zusammenhang mit der Windrichtung nicht zu verkennen ist, denn gerade diejenigen Monate, in welchen OSO. W. und WNW. in Wien vorherrschten, sind sehr häufig auch am meisten den Erkrankungen mit Hämoptoë günstig gewesen. Das Verhältniss bei WNW. ist 1 : 3,5, bei W. 1 : 3,7, bei beiden zusammen 1 : 3,6, bei OSO., welcher in den 10 Jahren allerdings nur in 2 Monaten vorherrschte, ist das Verhältniss gar 1 : 2, während bei allen übrigen Windrichtungen zusammen das Verhältniss zwischen 1 : 10—11 liegt.

Bei Gelgenheit der Besprechung der Apoplexie glaubt Haller sowohl für diese wie für Hämoptoë weniger den Luftdruck, als die höhere, zumal rasch schwankende Temperatur als zu Blutungen disponirend beschuldigen zu können. —

Die Durchschnittszahlen, welche Haller für die verschiedenen Witterungsfactoren mittheilt, sind nach meiner Ueberzeugung nicht geeignet, den Einfluss zu erklären. Dies kann nur durch Vergleichung der meteorologischen Einzelbeobachtungen mit den zugleich auftretenden Erkrankungen ermöglicht werden.

Auch nicht alle Kranken werden in gleicher Weise reagiren.

[1]) Die Volkskrankheiten in ihrer Abhängigkeit von den Witterungs-Verhältnissen etc. Wien 1860.

Es scheint mir von wesentlicher Bedeutung für die Beurtheilung des Einflusses einer Witterung, an welche Eigenthümlichkeiten die betreffenden Individuen gewöhnt gewesen sind, mag diese Gewöhnung eine dauernde sein oder sich erst seit einiger Zeit ausgebildet haben.

Mit Bezug darauf kann ich hier einen Satz von Alexander von Humboldt[1]) anführen, welchen er bei Gelegenheit der Besprechung der in Caracas herrschenden Winde aufstellte.

„Es ist mir jetzt wahrscheinlich", schreibt Humboldt, „dass der auffallende Effect des Catia und aller Luftströmungen, die im gemeinen Glauben verrufen sind, vielmehr dem Wechsel in Feuchtigkeit und Temperatur als chemischen Mischungsverhältnissen zuzuschreiben sind. — Es ist sehr begreiflich, dass Menschen, die an die trockne Gebirgsluft gewöhnt sind, es sehr unangenehm empfinden, wenn die sehr feuchte Seeluft wie ein aufsteigender Strom heraufkommt, hier durch die Ausdehnung, die sie erleidet und durch die Berührung mit kälteren Luftschichten sich abkühlt und einen bedeutenden Theil ihres Wassers niederschlägt." —

Wie aus meiner Darlegung erhellt, gehen die Ansichten weit auseinander und nur durch das Zusammenwirken der Beobachter ist es vielleicht möglich, eine Einsicht in dieser Sache zu gewinnen.

Zu dem Ende habe ich in der balneologischen Section den Antrag eingebracht, dieselbe möge beschliessen, die Mitglieder zu ersuchen, bis zum nächsten Jahre in Betreff des Auftretens der Hämoptoë Material zu sammeln, und mit möglichst genauen meteorologischen Angaben einem Referenten einzusenden, welcher der nächsten oder einer folgenden Versammlung Bericht erstatten sollte.

Die Angelegenheit scheint mir nicht nur von hohem wissenschaftlichen Interesse, sondern ebenso sehr von grösster practischer Bedeutung, für die Prophylaxe sowohl wie für die Therapie.

Discussion.

Herr Brehmer. Es ist unzweifelhaft und die statistischen Berichte bestätigen es, dass, wenn lange Zeit keine Lungenblutungen bei Phthisikern stattgefunden haben, sie urplötzlich an einem Tage ziemlich massenhaft gleichzeitig eintreten. Es fiel mir dabei auf, dass sie in sehr vielen Fällen zusammenfallen mit Gewittern. Nachdem lange Zeit schwüle Luft gewesen, tritt vor der Entladung eines Gewitters häufig genug eine ziemlich umfangreiche Hämoptoe bei vielen Patienten auf. Die Untersuchungen, die ich später mit dem Lender'schen Ozonometer angestellt, machten es mir im höchsten Maasse, wenigstens für Görbersdorf, wahrscheinlich, dass, wenn der Ozongehalt der Luft unter 8 sinkt, eine Hämoptoen-Epidemie eintritt. Diese Beobachtungen habe ich so vielfach gemacht, dass ich — selbstverständlich Ausnahmen zugegeben — es für feststehend halte, dass das massenhafte Auf-

[1]) Pag. 95, Bd. II der Reise in die Aequinoctial-Gegenden. Ausg. Stuttg. Cotta, 1874.

treten von Hämoptoen mit dem geringen Ozongehalt der Luft im Zusammenhang steht.

Herr Rohden (Lippspringe). Ich möchte auch noch aus einem andern Grunde den Antrag zur Berücksichtigung empfehlen. Dieser Grund ist ein rein practisch-therapeutischer. Sie wissen Alle, wie gross die psychische Depression zu sein pflegt, welche sich der Patienten bemächtigt, wenn sie Hämoptoe, sei dieselbe auch noch so klein, erleiden. Diese Depression ist meiner Erfahrung nach sehr leicht zu beseitigen, wenn man ihnen an der Hand von meteorologischen Beobachtungen zeigen kann, dass diese Hämoptoe nicht mit einer Verschlimmerung der Krankheit Hand in Hand geht, sondern nur ein accidentelles Ding ist, welches von Momenten abhängt, die ausserhalb unsrer Machtsphären liegen. Eine Hämoptoe verstimmt die Leute nicht einmal so sehr gegen ihre Krankheit, als gegen ihren Arzt, und sobald derselbe im Stande ist zu sagen: Das Thermometer und das Psychrometer sind gestiegen, oder, das Barometer ist plötzlich gesunken, der Wind hat sich von Osten nach Westen gedreht, man musste also Blutungen erwarten — so hat das eine ungeheuer beruhigende Wirkung, und ich muss gestehen, seitdem ich vor Jahren zum ersten Mal auf diese Dinge gekommen bin und dieselben verfolgt habe, hat die Hämoptoe für meine Kranken, abgesehen von sehr grossen schweren Fällen, absolut keine psychische Depression zur Folge gehabt, sodass, während früher Störungen meiner Nachtruhe fast allnächtlich passirten, ich in den letzten Jahren alle 2—3 Wochen einmal Nachts wegen Hämoptoe herausgeklopft werde.

Was die Thatsache selbst betrifft, so ist nahezu unzweifelhaft, dass ein Zusammenhang existirt zwischen meteorologischen Vorgängen und Hämoptoen. Worin derselbe besteht, wie er sich specificiren lässt, soll jetzt ergründet werden. Ich muss gestehen, das ich an meiner ursprüuglichen Hypothese, dass es sich nämlich um acute Vermehrung des Blutquantums durch Zurückhaltung des sonstigen Exspirations- und Hautwassers handelt, festhalten muss. Die pathologische Anatomie und die allgemeine Pathologie der neueren Zeit scheinen auch in diesem Falle für mich zu sprechen. Es giebt in dem grossen Cohnheim'schen Werke eine ganze Anzahl von Stellen, welche sich als unwiderleglich und dafür sprechend erweisen. Der gestern citirte Leichtenstern spricht allerdings auch darüber vollständig ab, er sagt, aus Thierversuchen lasse sich garnicht ersehen, dass eine Vermehrung des Blutquantums überhaupt möglich wäre. Ja, m. H., physiologisch kann man sich ja denken, dass jeder Tropfen Wasser, welchen das Blut über sein Normalquantum aufnimmt, ein sofortiges Austreten von Urin in das Nierenbecken zur Folge hat. Aber ohne allen Zweifel ist ein so feines Equilibrium viel seltener als das meinetwegen pathologische Gegentheil, welches darin besteht, dass die Nieren in Folge von insufficientem Blutdrucke oder Insufficienz der Harn bereitenden Nierenbestandtheile nicht so rasch folgen können, als Wasser in das Blut aufgenommen wird. Wer aufmerksam auf die Vorgänge seines eignen Körpers blickt, weiss, dass unter gewissen Umständen die Harnabsonderung eine wesentlich flottere ist, als sonst, dass es aber Zustände giebt, in denen der Körper 12—24 Stunden lang ein im Ueberfluss aufgenommenes Quantum Flüssigkeit bei sich behält, ehe dasselbe in den Nieren wieder erscheint. M. H., der Einwand, dass es erschien, als ob nicht das Blutquantum, sondern die sonstigen Säfte der Körper vermehrt würden, würde ja nichts als eine Haarspalterei bedeuten, denn man kann nicht gut anders als sich vorstellen, dass auch in diesem Falle der Blutdruck durch Erhöhung der Widerstände ein stärkerer sein muss, als wenn die Gewebe weniger Wasser-durchtränkt sind. Die von Leichtenstern citirten Experimente verschweigen uns eins, nämlich die Beantwortung der Frage, ob die betreffenden Versuchsthiere oder Experimentspersonen sich auch in einer Art von Wassergleichgewicht befunden haben; nur solche Versuche würden ja maassgebend sein, um die Frage zu entscheiden. Ich glaube in der That, dass die Leichtenstern'schen Einwürfe meine Hypothese nicht erschüttern. Die Erfolge der Therapie unterstützen auch, glaube ich, die Richtigkeit meiner Hypothese. Ich bin im wesentlichen gegen Hämoptoen, die ich auf diesen Grund zurückführen konnte — und das waren ja die allermeisten — mit Laxanzien vorgegangen und mit Diureticis, die möglichst rasch wirkten, also Kali aceticum, Digitalis oder Manipulation, welche eine Ableitung des Blutes in andere Organe oder in andere Körpertheile ermöglichen. Heisse Füssbäder bis über die Knien genommen wirkten gewöhnlich sehr rasch, während andre eigentliche Styptica mehr oder weniger im Stich gelassen haben. So vermag ich auch das Ergotin, welches mit so vielen Erfolg vor einigen Jahren in Scene gesetzt worden ist, nicht anders als in die Classe derjenigen Medicamente zu rangiren, von denen Corvisart sagte: Hâtons nous d'en profiter, tandis qu'ils agissent.

Herr Lender: M. H., Sie werden sich erinnern, dass ich im vorigen Jahre über eine Ursache der Apoplexie chemischer oder physikalischer Natur sprach. Ich habe damals den Vertrag nicht zu Protokoll gegeben, weil ich nur über die Beobachtungen von 40 meteorologischen Stationen verfügte, worunter allerdings Berlin. 26 Stationen im Königreich Sachsen standen noch in Aussicht. Nachdem auch die Resultate dieser letzteren eingegangen, konnte ich überschauen, dass die Blutungen selbst mit bedeutenden Barometerschwankungen nicht im Zusammenhange stehen. Wenn überhaupt ein Zusammenhang mit meteorologischen Vorgängen vorhanden ist, so ist er jedenfalls nicht in den Verhältnissen des Luftdrucks zu suchen.

Herr Heymann. Ich glaube, dass wir trotz der unendlichen Vermehrung der Zeitschriften und der Gesellschaften in der letzten Zeit doch nicht die Fähigkeit haben, jede einzelne Beobachtung gesondert zu betrachten, sondern dass es doch wohl gerathen sein würde, eine Commission oder eine Anzahl von Sammlern dieser Einzelnbeobachtungen zu bestimmen. Ich glaube nicht, dass es möglich sein würde, alle Einzelnbeobachtungen der Gesammtheit vorzulegen und in der Gesammtheit zu betrachten. (Sehr richtig!)

Herr Thomas. Ich möchte noch bemerken, dass es durchaus nicht in meiner Absicht lag, in die materielle Sache einzugehen. Ich habe meine eigene Ansicht auch noch entschieden zurückgehalten und würde dieselbe ganz anders vertreten haben; ich habe nur den Antrag gestellt, dass Untersuchungen darüber angestellt werden, aber nicht, dass eine Commission gewählt werde, die vielleicht die Sache entscheiden sollte. Ich bitte zunächst den Antrag zu berathen, nicht aber die Sache.

Vorsitzender. M. H., gestatten Sie mir eine Bemerkung. Es kann der Antrag nicht berathen werden, wenn nicht auch auf die Materie eingegangen wird; denn welchen Werth hat der Antrag, wenn wir nicht durch die Debatte gewisse Gesichtspunkte aufstellen, nach denen beobachtet werden soll? Wenn Jeder nach seiner Weise derartige Dinge thut, so sage ich Ihnen im Voraus, dass wir in dieser Frage nichts erreichen werden.

Herr v. Liebig. Es handelt sich doch, wie ich verstehe, um factische Grundlagen zur Beurtheilung der verschiedenen Einflüsse, die die Witterung auf das Blutspeien hat, und da giebt es ja auch Wintermonate, wo auch Blutspeien stattfindet. Ich meine wir sollten dem Antrage eine Form geben, die es uns möglich macht, möglichst viele Collegen heranzuziehen, die auch nicht der Gesellschaft angehören. Wir würden dann eine über das ganze Jahr und über grosse Kreise sich verbreitende Statistik bekommen. Wir haben im Sommer immer eine Menge Kranke; da giebt es auch viele die

Blut speien und Jeder beobachtet, dass das zu gewissen Sommermonaten vermehrt ist. Wie sich das in den andern Monaten verhält, weiss man nicht, wenn man nicht ein grosses Material vor sich hat. Ich möchte bitten, auch Nichtmitglieder aufzufordern an der Aufstellung der Statistik Theil zu nehmen.

Herr Thomas. Ich habe gegen den Vorschlag des Herrn v. Liebig nichts einzuwenden und will ihn auch zu dem meinigen machen, denn das steht ja auch in meinem Vortrage, dass das nicht nur für den Sommer sein soll, sondern dass möglichst viel Mitglieder der Section — und wenn es auch Andre sind — sich der Sache annehmen und Beobachtungen einschicken. Es soll darüber im nächsten Jahre referirt werden.

Vorsitzender. Ich mache Ihnen den unmaassgeblichen Vorschlag, der Sache dadurch näher zu treten, dass wir vielleicht 3 oder 4 Herren bezeichnen, die sich bereit erklären, das eingehende Material zu sammeln. Ich würde z. B. vorschlagen: für Schlesien Herrn Brehmer, für Rheinland und Westphalen Herrn Rohden, für den deutschen Süden Herrn Thomas. Ich selber bin natürlich auch bereit, mich bei der Sache zu betheiligen. Ich möchte ihnen nur noch Einiges aus meiner Erfahrung mittheilen. Zunächst muss ich hervorheben, dass als Prototyp der meteorologischen Combinationen, unter denen zweifelsohne Blutungen stattfinden, wie Herr Brehmer meiner Ansicht nach vollkommen richtig bemerkt hat, die Umstände anzusehen sind, die dem Gewitter vorausgehen. Die Combinationen dauern aber oft nur wenige Stunden, und das genügt schon. Wenn z. B. ein Gewitter nur am Himmel war und es kommt ein kalter Wind, so dass ein plötzlicher Abfall der Temperatur und sehr hohe Feuchtigkeit auftritt, dann kommen Blutungen zu Stande. Ausserdem, m. H., ist es nicht möglich, aus dem bis jetzt uns zu Gebote stehenden meteorologischen Hülfsmitteln Schlüsse zu ziehen. Wir haben in Soden seit Jahren eine meteorologische Station. Wir haben es nun hier so gemacht, dass genau die Stunde notirt wurde, zu der die Blutung eintrat, und wir hatten dabei Curven gezeichnet über Barometerstand, Temperatur, Gang der Feuchtigkeit. Dennoch haben wir absolut keine Regel heraus bekommen und doch weiss Jeder, der viel mit Brustkranken umgeht, dass die Thatsache unzweifelhaft feststeht. Für mich ist die Beobachtung so sicher, dass ich oft, wenn die meteorologische Combination da war, wusste, ich finde eine Blutung, wenn ich zu dem Kranken komme. Einen Fall sehr merkwürdiger Art, den ich beobachtet, will ich ganz kurz erwähnen. Ich war im August in Frankfurt im Palmengarten mit meiner Frau. Es zog mit einem Male ein Gewitter am Himmel auf, es wurde sehr schwül; schon nach einer Stunde kam ein kalter Wind, das Gewitter ging wieder auseinander, aber es war die Situation so vollständig ausgeprägt, welche die Blutung erzeugen kann, dass ich zu meiner Frau noch sagte: es soll mich wundern, wenn wir jetzt nach Hause kommen, ob nicht Bestellungen da sind von Kranken wegen Lungenblutung. Ich fand nicht allein 5 Fälle in Soden vor (ich bemerke, dass das Gewitter aus der Richtung gekommen war), sondern auch aus der Nachbarschaft 2 Fälle. M. H., wenn das nicht Beweise sind, weiss ich nicht wo sie zu finden sein sollen. Die Daten, die unsre meterologischen Stationen uns jetzt geben, sind zu Vergleichen nicht geeignet, wohl aber lässt sich eine meteorologische Unterlage gewinnen bei Centralstationen, wo Registriraparate sind, die alle Viertelstunde genau Folgendes verzeichnen: Temperatur, Windrichtung — die ausserordentlich wesentlich ist — Barometerstand. Letzterer steht eigentlich schon in zweiter Linie, denn es ist ja ganz natürlich, die Blutung tritt ein, wenn ein plötzlicher Abfall des Barometers stattfindet, wenigstens in den meisten Fällen; aber es ist nicht gesagt, dass wir die Erscheinungen gleich bekommen, oder dass nicht der Barometer, wenn die Erscheinungen auftreten, schon wieder in die Höhe gegangen ist, und es kann infolge dessen der Fall eintreten, dass die Blutungen erst in Scene treten wenn das Barometer bereits einen höheren Stand eingenommen hat. Worauf ich aber hinaus wollte ist das, dass wir uns in unsere Beobachtungen auch nicht so unbedingt an die meteorologische Station zu halten haben. Sie können mit vollkommner Sicherheit das im Auge behalten, dass die das Gewitter begleitenden Umstände die wesentlichen sind, und Sie können auch, wenn ich mich so ausdrücken darf, blos durch makroskopische Beobachtung sehr wohl herausbringen, wenn diese meteorologische Combination da ist. Von grösster Wichtigkeit ist aber, sich die Stunde zu notiren, wenn die Blutung eingetreten ist, und vor allen Dingen auf den Moment zu achten, in dem der Wind gewechselt hat, denn der Windwechsel ist meiner Ansicht nach in allen Fällen dabei. Ich glaube, dass wir auf diese Weise auch an den Orten die keine meteorologische Station haben sehr wohl brauchbares Material zusammenbekommen. Das wollte ich den Herren nur empfehlen, und ich gebe anheim, sich darüber noch schlüssig zu machen, resp. möchte ich die Herren, die ich mir zu nennen erlaubte, bitten, dass sie ihre Bereitwilligkeit erklären, solche Sammlungen vorzunehmen, und dann wollen wir im nächsten Jahre das zusammen verarbeiten. Wir können ja vorher schon in Correspondenz treten, und ich glaube, dass wir da schon einen recht hübschen Schritt weiter kommen, wenigstens in der Constatirung der Thatsachen.

Herr Brehmer erklärt sich zur Mitarbeiterschaft bereit.

Herr Rohden. M. H., ob wir den Barometer beobachten oder den Thermometer oder den Psychrometer ist in der That Liebhaberei; und es wird meistens bei der guten Absicht bleiben, denn wer ist im Stande, in einer stark besetzten Praxis jeden Tag so und so oft an diese Instrumente zu gehen und ihre Ergebnisse zu berechnen und zu reduziren. Ich schlage also auch vor, im Einverständniss mit Herrn Thilenius — nur dass ich der Sache gleich die Form eines Antrags gebe — dass den Collegen die Bitte vorgelegt werde, bei jeder Hämoptoe, welche sie beobachten, zu der sie berufen werden, einen Blick gen Himmel zu werfen, resp. auf die benachbarte Windfahne, nicht etwa, um von der Hilfe zu erflehen, sondern um zu sehen, von welcher Seite der Wind kommt, von welcher er gekommen ist, das lässt sich ja durch Fragen für die vorhergehenden Stunden sehr leicht heraus bekommen, und ferner bitte ich, darauf zu achten, ob nicht die Windrichtung der niederen Schichten der Athmosphäre etwa im Gegensatz stand zu derjenigen der oberen, welche wir den Wolken absehen. Das ist ein ungeheuer wichtiges Ding. Also ich habe das seit ein paar Jahren so gemacht: Sowie ich eine Hämoptoe habe, schaue ich nach dem benachbarten Kirchthurm und zugleich in die Höhe, und wenn ich sehe, dass der Aequatorialstrom eingefallen ist, dünkt mich der meteorologische Zusammenhang klar, denn wenn ich dabei nach dem Psychrometer sehe, finde ich eine Zunahme der Feuchtigkeit.

Herr Thomas regt die Aussendung von Fragebogen an.

Der Vorsitzende erklärt sich damit einverstanden und bittet diejenigen Herren, welche die Arbeit übernommen haben, Vorschläge zur Ausfüllung der Fragebogen einzusenden.

Herr v. Liebig erklärt sich bereit, die Beobachtung für das bairische Gebirge zu übernehmen.

Herr Thomas. Ich wollte nur noch bemerken, dass es sich um epidemische Fälle handelt, nicht um einzelne Fälle von Hämoptoen.

Herr Hertzka. Ich möchte den Antrag dahin erweitern, dass vielleicht Herr Lender so freundlich sein wollte, seine meteorologischen Beobachtungen dahin fortzusetzen. Möglicherweise lässt sich ja ein gewisser Zusammenhang auch eventuell zwischen dem Luftzustand und Hömoptoen einerseits und der Apoplexie andrerseits herstellen, und es lässt sich nicht leugnen, dass wir damit eine gewisse Handhabe gewinnen, welche sehr leicht zu Schlussfolgerungen führen könnte. Es würde das auch gewiss weiter geführt werden und für wissenschaftliche Beobachtungen genug Materialvergleiche anstellen lassen. Ich möchte daher den Antrag stellen, dass vielleicht Herr Dr. Lender so freundlich sein wollte, wenn Apoplexien vorkommen sollten, diese Beobachtungen zusammenzustellen, damit wir hier vergleichen können, ob das in dieselbe Zeit fällt, wo andrerseits Hämoptoe eintritt.

Herr Lender. Ich stehe mit 60 Stationen insofern in Beziehung als ich dort ärztliche Kräfte zu gewinnen suchte, und ich werde soweit es in meinen Kräften steht die Sache unterstützen.

Herr Scholz. Ich möchte auch die Rücksichtnahme auf die Luftelektricität aufgenommen wissen. Wenn Hämoptoe vor dem Eintritt von Gewittern auftritt, so lässt sich vielleicht ein gewisser Einfluss von Elektricität annehmen: vielleicht spielt das in Bezug auf das vasomotorische Nervensystem eine Rolle. Vielleicht könnte also in dem Umstand der Luftelektricität etwas gefunden werden, was auf das vasomotorische Nervensystem einen Einfluss hat und dadurch die vitale Resistenz in den Wandungen der Gefässe herabsetzt und auf diese Weise den Seitendruck des Blutes leicht dahin treiben könnte, dass er die relaxirten Gefässe sprengt.

Herr Römpler (Görbersdorf). M. H., es ist doch sehr affallend, dass von gewissenhaften Beobachtern in dieser Frage ganz entgegengesetzte Resultate erzielt worden sind. Der Eine beschuldigt den hohen Luftdruck, der Andere den niederen, der Eine die Feuchtigkeit, der Andere die Trockenheit der Luft. Es liegt doch sehr nahe anzunehmen, dass gerade der Wechsel — er mag auftreten in welcher Weise er will — diesen Akt hervorbringt, und wennn wir sehen, dass Apoplexien bei plötzlichem Wechsel der Temperatur erfolgen (Apoplexia cerebri), so können wir wohl annehmen, dass auch Lungenblutungen unter dem Einfluss des schroffen Wechsels entstehen. Ich bitte daher, dass die Beobachtung nicht nur für den Tag gemacht wird, an welchem die Blutung erfolgt, sondern auch für den Tag vorher.

Herr **Moritz Schmidt** (Frankfurt a./M.):

Ueber Kehlkopfschwindsucht.

Meine Herren! Es ist mir die ehrenvolle Aufgabe geworden, als Einleitung der Debatte über Phthisiotherapie Ihnen einige meiner Beobachtungen über die Kehlkopfschwindsucht und ihre Behandlung mitzutheilen. Ich thue dies um so lieber, da ich gerade Ihnen gerne meine therapeutischen Vorschläge zur Prüfung unterbreiten möchte, weil Sie ja viele Gelegenheit haben, solche Kranke zu sehen und zu behandeln. Genügt nun auch allerdings die übliche 4 wöchentliche Kur an einem Badeorte nicht für die Heilung eines so eingreifenden Uebels, so ist doch die Zeit der 4 wöchentlichen Badekuren glücklicherweise mehr und mehr im Schwinden und gerade die in Rede stehenden Patienten sind ja um so leichter zu fesseln, wenn sie einmal eine entschiedene Besserung merken.

Im vergangenen Jahre habe ich in Ziemssen's Archiv eine Arbeit über mein heutiges Thema veröffentlicht, welche hauptsächlich den Zweck hatte, den Glauben an die Heilbarkeit der Larynxphthise wieder zu beleben. Ich freue mich, dass mir dies in weit höherem Maasse gelungen ist, wie ich hoffte. Von den verschiedensten Seiten sind mir zustimmende Kritiken und Briefe zugekommen und seitdem hat sich auch die Literatur des Gegenstandes mehr bemächtigt. Im Ganzen ist auch nur von einer Seite Widerspruch gegen meine Behauptungen erhoben worden; theilweise sind meine Resultate den günstigen, äussern Lebensverhältnissen zugeschrieben worden, in welchen meine Patienten gelebt hätten. Es ist dies nicht der Fall, wie ich Ihnen nachher zeigen werde. Der Schluss, die Geschwüre sind geheilt, also waren es keine tuberkulösen, wird zwar immer noch gezogen; ich hoffe aber die Erfahrung wird mehr und mehr zu der Ansicht führen, dass auch tuberkulöse Affektionen heilen können, in der Lunge wie im Kehlkopfe. Vorausgesetzt, dass die Schwindsucht auf Tuberkelbildung beruht, wie es wenigstens für den Kehlkopf festzustehen scheint. Freilich, meine Herrn, wenn Sie den Begriff Kehlkopfschwindsucht erst da anfangen lassen, wo das Leben beinahe aufhört, so werden Sie keine grossen Erfolge erringen; allein seit der Erfindung des Kehlkopfspiegels sind wir doch im Stande frühzeitig Ulcerationen bei Phthisikern zu entdecken und können durch rationelle Behandlung, mitunter, muss ich noch sagen, sie zur Heilung bringen oder wenigstens verhindern, dass sie um sich greifen und das Leben bedrohen.

Ich will damit nun nicht gesagt haben, dass wir nur die Anfangsstadien der Krankheit heilen könnten, nein ich habe schon manche schwerere Fälle heilen sehen, allein die Prognose ist doch bei den leichteren Fällen ceteris paribus günstiger.

Die Hauptrolle bei den ceteris paribus spielt natürlich der Zustand der Lunge und was ich mit einem vielleicht etwas veralteten Ausdruck nennen möchte, die vitale Kraft des Kranken, d. h. die Kraft des Körpers vorhandene Störungen zu überwinden, die ja so verschieden bei den verschiedenen Individuen ist:

Ehe ich auf die Therapie eingehe, möchte ich Ihnen noch einige Ergänzungen zu meiner Arbeit mittheilen.

Ich habe auch in dem vergangenen Jahre keinen Fall primärer Kehlkopfschwindsucht gesehen, ihr Vorkommen wird von glaubwürdigen Autoren berichtet; warum sollten sie auch nicht vorkommen können.

Freilich sieht man nicht selten Fälle, in welchen die Erkrankung des Kehlkopfs relativ sehr viel bedeutender ist als die der Lungen; in diesen Fällen gleicht sich das Missverhältniss meist bald aus; in dem die Erkrankung der Lunge durch verminderte Nahrungszufuhr ein rascheres Tempo annimmt. Aus dem eben erwähnten Missverhältniss auf primäre Entstehung im Kehlkopfe zu schliessen, halte ich nicht für gerechtfertigt.

Unter allen Umständen besteht darüber kein Zweifel, dass die Erkrankung des Kehlkopfs meist später erscheint als die der Lungen. In der Regel findet man Infiltration einer oder beider Seiten bis zur 2. oder 3. Rippe.

Ich habe im vergangenen Jahre unter 244 Phthisikern 119 Halsphthisiker gesehen, von diesen waren nur an den Stimmbändern erkrankt 49, an der Hinterwand 32, an Hinterwand und Stimmbändern 19. Kehldeckel 13, die übrigen 6 betrafen Taschenbänder und aryepiglottische Falten. Ich habe unter dieser Zahl nur 27 deutlich einseitig im Kehlkopf und in den Lungen erkrankte gehabt, 16 waren gleichseitig, 11 ungleichseitig erkrankt. Schech behauptet in seiner jüngst erschienenen Arbeit „klinische und histologische Studien über Kehlkopfschwindsucht“: die gleichseitige Erkrankung sei unzweifelhaft die Regel. Ich kann dies nicht so unbedingt finden, die Zahlen sind übrigens zum Beweise zu klein, im Jahre 1879 hatte ich unter 31 einseitig Erkrankten auch 16 gleichseitige, 15 ungleichseitige.

Uebrigens spricht sich auch Mackenzie nach seiner reichen Erfahrung gegen die Behauptung von Schech aus.

Wir haben in den letzten Jahren 2 vortreffliche Monographien über die pathologische Anatomie der Kehlkopfschwindsucht erhalten, die eine von Heinze, die andere von Schech. Die erstere Arbeit vertritt in entschiedener Weise die Behauptung, dass die Kehlkopf- und Luftröhrenschwindsucht einzig und allein durch die Tuberkulose der betreffenden Schleimhäute veranlasst werde und hebt besonders hervor, dass die Geschwüre nicht, wie man nach den Untersuchungen Rindfleisch's annahm, von den Drüsenausführungsgängen resp. deren Mündungen ausgehen, sondern dass sie durch den Durchbruch unter der Schleimhaut gelagerter Tuberkel entstehen. Heinze nimmt auch die Existenz von nichttuberkulösen s. g. katarrhalischen Geschwüren neben den phthisischen an. Dieselben seien nicht gerade selten. Er giebt indessen auch zu, dass ein Theil derselben solche seien, bei welchen die Tuberkel schon ausgefallen wären, was sie ja nach Virchow gerade im Kehlkopf besonders leicht thun. Mikroskopisch könne man die beiden Arten nicht unterscheiden, höchstens nach dem Prädilektionsplatz ihres Auftretens auf ihre Natur schliessen. Schech bestätigt in seinem erwähnten Aufsatze die Angaben Heinze's über die Entstehung der Geschwüre bei Phthisis im Kehlkopfe; er sagt aber ausdrücklich, „dass seine Erfahrungen seinen früher schon nicht sehr festen Glauben an sogenannte katarrhalische Geschwüre noch mehr erschüttert hätten“. Er findet nämlich sehr oft in der Umgebung von s. g. einfachen Geschwüren in der anscheinend gesunden Schleimhaut Tuberkel, und glaubt, dass die dem Geschwür zu Grunde liegenden Tuberkel eben durch den Verschwärungsprocess bereits ausgestossen seien.

Ich kann nicht unerwähnt lassen, dass Schottelius die Entstehung der Geschwüre an der Hinterwand durch rein mechanisch Momente erklärt, durch Faltenbildungen, bei welchen in der Tiefe der Buchten durch stagnirendes Secret der Lungen, Zersetzungen und Zerfall der Schleimhaut, eine Art chronischer Septikämie entstehe. Er erklärt damit aber nicht die Entstehung solcher Geschwüre an Stellen, an welchen keine Falten sich bilden.

Was die chronischen Oedeme der Schleimhaut des Larynx anlangt, so nennt sie Heinze Infiltration und giebt an, dass sie immer durch Einlagerung von Tuberkel und lymphoiden Zellen bedingt seien, während Schech daneben auch einfach entzündliche und collaterale Oedeme annimmt. Nur hat auch er in den Granulationszacken an der Hinterwand ausnahmslos Tuberkel gefunden.

Nach diesen Untersuchungen, denen ich leider keine eignen an die Seite setzen kann, dürfte es wohl nicht ungerechtfertigt sein, die meisten der bei Phthisis im Kehlkopfe vorkommenden Geschwüre zu den tuberkulösen oder phthisischen zu rechnen.

Insbesondere dürften die Geschwüre der Hinterwand, die der Taschenbänder, der Epiglottis und die tieferen der Stimmbänder, sowie die Infiltrationen dieser Parthieen und die der aryepiglottischen Falten sicher zur Kehlkopfschwindsucht zu rechnen sein.

Ich zähle zu der Kehlkopfschwindsucht ausser den Geschwüren noch eine Form von Stimmbandschwellung ohne Geschwürsbildung, welche nach meinen Beobachtungen öfters das erste Stadium der Erkrankung bildet und sich durch die Langsamkeit seines Verlaufes auszeichnet. An sich hat die Form zwar nichts Charakteristisches, sie gewinnt erst Bedeutung durch den Befund an den Lungen.

Nun, meine Herren, alle die erwähnten verschiedenen Formen habe ich heilen sehen mit Ausnahme der tieferen Affectionen der Epiglottis. Unter Heilen verstehe ich nicht nur, dass die Geschwüre geheilt sind, sondern auch die Lungen und dass diese Heilung auch längere Zeit Stand gehalten hat.

Freilich folgt oft auf die Heilung der Geschwüre der Stimmbänder Narbencontraction mit Verkrümmung der Stimmbänder, oder nach den Geschwüren am Processus vocalis oder der Hinterwand Immobilisation des einen Aryknorpels mit Hinterlassung einer heiseren Stimme; es ist also in diesen Fällen keine Restitutio ad integrum zu Stande gekommen, ebenso wenig wie eine phthisische Lunge mit Cavernen je eine solche Restitutio erfährt, oder ebensowenig wie eine Schnittwunde der äusseren Haut im strengen Sinne zuheilt, es bleibt eine Narbe.

Ich glaube wir sind aber doch berechtigt, solche Fälle als geheilte anzusehen.

Die Diagnose bietet für den Geübten wenig Schwierigkeiten, der Nachweis der Erkrankung der Lunge sichert die aus dem Aussehen des Kehlkopfs gewonnene Diagnose. Die einzige Schwierigkeit ist die Differentialdiagnose von syphilitischen Affectionen. Ich habe mich darüber in meiner Arbeit eingehender ausgesprochen und erwähne nur, dass eine dunklere Röthe der Schleimhaut den Verdacht auf Syphilis erwecken muss.

Von manchen Seiten besonders von Tobold und Schrötter ist als besonders charakteristisch für die Diagnose der Krankheit das Vorkommen von sichtbaren, grauen Knötchen, Tuberkeln, hervorgehoben. Die meisten andern Autoren fanden sie nur ausnahmsweise und ich kann mich dem nur anschliessen. Im vergangenen Jahr hatte ich Gelegenheit eine sehr interessante Beobachtung zu machen. Bei einem Phthisiker fand ich in dem obersten Theile der Trachea im Bereiche des Ringknorpels und des ersten Trachealringes in der sehr gerötheten Schleimhaut etwa 15 kleine weissgraue, runde Knötchen, welchen wohl jeder von Ihnen für Tuberkel angesprochen hätte. In Zeit von 4 Wochen waren sie geheilt, nicht etwa durch Zerfall und Ulcerationsbildung sondern sie wurden nach und nach kleiner und verschwanden. Derselbe Vorgang wiederholte sich in diesem Winter bei demselben Patienten auf dem Ueberzug des rechten Santorinknorpels mit einem solchen Knötchen. Die Lungenkrankheit hat bei dem Patienten langsame Fortschritte gemacht.

Ich muss Ihnen den Beweis, dass es Tuberkel gewesen, freilich schuldig bleiben, habe aber Aehnliches wiederholt gesehen. Ich führe es Ihnen auch nur an, um Ihnen zu beweisen, dass ich solche Gebilde sehen kann, wenn sie da sind.

Die Behandlung der Kehlkopfschwindsucht zerfällt naturgemäss in zwei Theile, die der Lungen und die des Kehlkopfs. Gestatten Sie mir ehe ich auf die Behandlung der Lungen eingehe, einen Punkt aus der pathologischen Anatomie hervorzuheben, zur Begründung für einen therapeutischen Vorschlag. Die chronische Lungenphthise entwickelt sich ja aus einer präformirten oder erworbenen Anlage, welche im Wesentlichen eine Ernährungsstörung des Körpers darstellt, von welcher wir freilich sagen müssen, dass sie nicht immer äusserlich sichtbar ist. Sie ist das Produkt einer oder mehrerer zusammenwirkender Schädlichkeiten. Theil an der Entstehung der Anlagen hat vor Allem mangelhafte Ernährung oft vom Kindesalter her, sei es durch wirklichen Mangel an Nahrung, sei es durch chronische Verdauungsstörungen, oder durch mangelhafte Assimilation der in genügender Menge vorhandenen Nahrung, für welche letztere Störung ein pathologisch-anatomisches Substrat nicht immer zu finden ist.

Zu diesen Ernährungsanomalien kann man auch ferner noch die rechnen, welche durch vorübergehende oder andauernde, schwächende Einflüsse bedingt sind, als da sind häufig wiederholte Blutungen, Krankheiten, Schwangerschaften, Sorgen und Kummer, Aufenthalt in ungeeigneten Wohnungen, Strapazen etc.

Als weiteres, ätiologisches Moment möchte ich noch die mangelhafte Energie des Blutstroms anführen, sei es durch abnorme Kleinheit des Herzens, welche ja immer nur in einem geringen Procentsatze der Fälle in Betracht kommt, sei es durch mangelhafte Kraft des Herzens, insbesondere des rechten Ventrikels; ferner die Neigung zu Katarrhen, die ungenügende Function der Haut, und zu einem relativ kleinen Theil die erbliche Anlage.

Durch diese Vorbedingungen entsteht die Anlage zur Phthise, diese selbst entwickelt sich durch das Hinzukommen einer schädlichen Ursache, durch welche zuerst eine Verstopfung der Bronchiolen und nachfolgenden Atelektase der Alveolen entsteht mit all den Folgen, welche eine solche Abschliessung bedingt. Die Verstopfung der Bronchiolen wird wohl meist durch zähe Schleimpfröpfe hervorgerufen oder durch kleine staubförmige Fremdkörper, oder durch Schwellung der Interstitien theils durch entzündliche Infiltration, theils durch Ablagerung von Tuberkeln. Vielleicht sind auch ja Pilze daran Schuld. Ein sicheres Ergebniss haben die betreffenden Untersuchungen noch nicht geliefert. Ich denke, dass verschiedene Ursachen dabei mitwirken können, dass es entzündliche, tuberkulöse, vielleicht mykotische Phthisen giebt. Gemeinschaftlich scheint mir nur die Verstopfung der Bronchiolen, welche in ihren Folgen noch begünstigt, resp. nicht überwunden wird durch die fast allen Phthisikern eigenthümliche, mangelhafte Athemenergie.

Diese Pfröpfe zu entfernen resp. zu überwinden giebt es verschiedene Mittel. Eines der besten hat die Natur selbst geliefert in dem Husten, daher auch der von vielen, schon lange constatirte, schädliche Einfluss der Narkotika, da sie den Husten unterdrücken und dadurch eine mangelhafte Entleerung der Bronchiolen bewirken. Ich wende sie nur sehr ausnahmsweise bei heftigem Reizhusten an oder als euthanatisches Mittel. In der letzten Zeit ist nun Paul Niemeyer auf ein schon von Bicking 1872 empfohlenes Mittel zurückgekommen, welches mir sehr der Beachtung werth zu sein scheint, ich meine die Athemgymnastik mit möglichst tiefem, langsamem Einathmen und möglichst langem Halten des Athems mit geschlossenem Munde und langsamem Ausathmen. Durch das Halten des Athems auf der Höhe der Inspiration wird die Binnenluft der Lunge in einen erheblich höheren Druck versetzt und hat auch Zeit sich während der 30 bis 60 Sekunden ihren Weg in die atelektatischen Alveolen zu suchen und dann durch ihre Spannung beim Ausathmen den Pfropf in Bewegung zu setzen. Ich kann Ihnen diese Methode nach meiner Erfahrung bestens empfehlen.

Comprimirte Luft, tieferes Athmen in verdünnter Luft oder beim Bergsteigen, der Gebrauch unserer Mineralquellen, dadurch dass sie den Schleimpfropf verflüssigen und zur Expectoration geeigneter machen, können alle günstig wirken, werden es aber um so mehr thun, wenn Sie sie mit obiger Gymnastik verbinden.

Von den übrigen bei der Therapie der Lungen wichtigen Gesichtspunkten sind der Aufenthalt in möglichst reiner, staubfreier Luft, die Abhärtung und Wiederherstellung der Hautfunction durch Frottirungen oder Kaltwasserbehandlung, die gute gemischte Nahrung heutzutage von allen Phthisiotherapeuten, glaube ich, so anerkannt, dass man höchstens über das Wo? dieser Bedingungen noch discutiren kann. Ich glaube, dass die Vermeidung aller Schädlichkeiten und die zu einem gedeihlichen Resultate fast nöthige Ueberwachung der Kranken am leichtesten in einer Anstalt geschieht; ich habe öfter Gelegenheit die in der Nähe Frankfurts gelegene Anstalt Falkenstein und die dort erzielten Resultate zu beobachten und glaube, dass die dortige Behandlung dem Ideale sehr nahe kommt durch die verständige, aufopfernde Leitung meines Freundes Dettweiler. Ich bin natürlich weit entfernt, damit den anderen bestehenden Anstalten oder deren Leitung irgendwie zu nahe treten zu wollen. Ich kenne sie nur nicht so genau.

Einen wesentlichen Vortheil der in Deutschland belegenen Anstalten sehe ich darin, dass der Patient in unserm Klima gesund wird und dadurch auch geeigneter in unserm Klima weiter zu leben. Die in all diesen Anstalten neuerdings mit so vielem Vortheil in Aufnahme gekommenen Winterkuren halte ich für eine ganz wesentliche Errungenschaft. Was man darin leisten kann möchte ich Ihnen an einem Beispiel anführen.

In Falkenstein waren in diesem Winter 9 schwerer kranke Patienten fast den ganzen Tag gut eingewickelt auf Chaiselongues in einer offenen Halle gelagert; 4 täglich oft bis Abends 9 Uhr, 3 mit Ausnahme von 3 oder 4 Tagen täglich und 2 mit Ausnahme von 8 Tagen bis zu 12° Celsius, 1 ist schon jetzt geheilt, 4 der Heilung sehr nahe, 3 bedeutend gebessert, einer ohne positiven Erfolg.

Es stimmt dies ganz mit meinen Erfahrungen. Ich kann dem Sommer keinen entschiedenen Vorzug vor dem Winter bei der Behandlung der Schwindsüchtigen inclusive der Halskranken zugestehen, wenn der Patient nur einigermaassen vernünftig lebt. Sind auch diese Kuren schon früher und anderswo in ähnlicher Weise gemacht, so ist es doch ein unbestreitbares Verdienst von Kaczarowski dieselben zur Methode erhoben zu haben.

Leider können wir ja nur einen kleinen Theil der Kranken in solche Anstalten schicken und müssen uns so oft mit dem Erreichbaren begnügen und da kann man denn doch immer noch viel erreichen. Ich habe eine ganze Anzahl Phthisiker zum Theil aus den unbemitteltsten Klassen geheilt zu Hause in ihren schlechten Verhältnissen. Ich glaube nur ich würde noch bei Weitem mehr Heilungsfälle erzielen können, wenn ich die Patienten öfters sehen und mehr überwachen könnte.

Mit diesen kurzen, skizzenhaften Bemerkungen möchte ich für jetzt die Besprechung der Behandlung der Lungenschwindsucht schliessen, um auf mein eigentliches Thema zu kommen.

Bei der Discussion wird sich, denke ich, Gelegenheit ergeben, den einzelnen Punkten noch näher zu treten.

Da ein grosser Theil meiner Patienten ausserhalb Frankfurts wohnt und in schlechten pecuniären Verhältnissen, so musste ich behufs Behandlung der Kehlkopfschwindsucht mein Augenmerk auf eine Methode richten, welche der Patient leicht zu Hause anwenden kann und die zugleich wenig Kosten verursacht. Ich zweifele nicht dass man durch täglich einmal oder öfter wiederholte Anwendung anderer, zweckmässiger

Mittel auch die Larynxgeschwüre heilen kann, allein, dazu müssen die Patienten eben doch monatelang zu dem Arzte kommen, was den Meisten nicht möglich ist.

Ich habe deshalb fortgefahren die in meiner Arbeit erwähnte Medication anzuwenden und bin gar nicht unzufrieden damit. Ich lasse jetzt meistens Inhalationen von Balsamus peruvianus in kochendem Wasser durch einen langen Papiertrichter machen 3—4 Mal täglich 5 Minuten. In selteneren Fällen, wenn die Schleimhaut und die Geschwüre gar zu torpide sind und nicht auf die erwähnten Einathmungen reagiren, nehme ich 1 Esslöffel 2 % Carbollösung in einer Tasse kochenden Chamillenthees mit demselben Trichter.

Bei Ulcerationen der Hinterwand und der Epiglottis verwende ich namentlich in schweren Fällen jetzt gerne die 1 % Creosotlösung in Glycerin und Spir., welche von Cadier empfohlen wurde. Ich lasse 3—4 Mal täglich den Patienten bei rückwärts geneigtem Kopfe 15 Tropfen mit einem Löffel hinten auf die Zunge giessen, und ihn dann ruhig athmend stille sitzen bis die Lösung über die Hinterwand in den Larynx läuft, was sich durch Hustenreiz verräth. Es ist immer gut, wenn die Besserung mit dem einen Mittel nicht recht voran geht, ein anderes zu wählen. Manchmal bringt auch ein Wechsel des Mittels die Heilung in ein rascheres Tempo.

Die Art der Wirkung dieser Mittel, welche ja mit Ausnahme des Bals. peruvian. nicht neu sondern schon von manchen Seiten empfohlen sind, suchte ich mir aus der desinficirenden Wirkung der verwendeten Stoffe zu erklären. Prof. Rossbach hat mir in seiner Kritik meiner Arbeit nachgewiesen, dass zu einer eigentlichen Asepsis die zur Verwendung kommenden Mengen und Concentrationen zu gering seien resp. auch nicht dauernd genug angewendet würden. Wenn also die Anwendung dieser Mittel Heilung der Geschwüre erziele, und dass dieselben dabei heilen, bestreitet er gar nicht, so müssen sie auf andere bislang nicht zu erklärende Weise wirken. Er glaubt, dass die allgemeinen, diätetisch-sanitären Vorschriften einen grossen Antheil an dem Erfolge haben. Wenn ich letzteres auch gerne zugebe, so habe ich doch bei gleichem Verhalten der Patienten in früherer Zeit, ehe ich diese Mittel örtlich anwendete, doch nicht so viele Erfolge gesehen.

Wenn auch ein wirklich aseptisches Verhalten der Geschwürsflächen durch die erwähnten Mittel nicht zu erzielen ist, so scheint es mir doch immer nützlich die wunden Flächen öfter desinficirend zu reinigen. Vielleicht ist es auch die geringe, adaequate Reizung der Schleimhaut, welche die Geschwüre zur Ausstossung der Materia peccans und zu gesunderer Granulationsbildung anregt. In früherer Zeit verwendete ich nur Einathmungen von Chamillenthee, fand aber, dass der Zusatz von desinficirenden Mitteln einen entschiedenen Nutzen brachte.

Ich hoffe das Zusammenwirken und Beobachten vieler Collegen wird diese Frage bald aufklären und hoffentlich dazu führen, Besseres an die Stelle meiner Vorschläge zu setzen. Ich erwähne nur nochmals, dass auch von vielen andern Collegen, namentlich auch in England, die günstige Wirkung obiger oder ähnlicher Mittel im Gegensatz zu der adstringirenden Behandlung schon lange gerühmt wird.

Sind die Geschwüre alle in guter Granulation begriffen und besteht kein eigentliches Oedem der Hinterwand oder anderer Theile mehr, dann erst halte ich den Moment für gekommen, vorsichtig zu Adstringentien überzugehen. Ich blase dann mit einem Pulverbläser von Fournier zuerst einige Tage Calomel, dann Alaun, dann Argent. nitr. mit Talc 1 : 5 ein, täglich einmal. Ich setze jedesmal ein klein wenig Morphiumpulver zu, um den Reiz zu lindern.

Das ist in grossen Zügen die Behandlung, welche ich Ihnen nach langjährigen Beobachtungen empfehlen kann. Ich will damit nicht sagen, dass besonders, wenn Sie die Patienten täglich oder mehrmals täglich sehen, dass Sie dann nicht noch andere Mittel anwenden können, z. B. ist die von Schech empfohlene fein pulverisirte Borsäure sehr des Versuches werth.

Nur vermeiden Sie die, bisher so gebräuchliche, man kann wohl sagen planlose Anwendung der Adstringentia ohne Spiegel mit Pinsel oder Schwamm. Sie stiften damit sicherlich nichts Gutes.

In Bezug auf diätetisches Verhalten möchte ich noch das Verbot des Sprechens auf's Angelegentlichste empfehlen. Der Patient soll allen Verkehr wo möglich schriftlich abmachen.

Natürlich muss auch in der Nahrung auf's Strengste alles vermieden werden, was den Hals reizen könnte. Ausser den gewöhnlichen s. g. scharfen Speisen, warnen Sie ihre Patienten auch vor dem Genuss ungenügend erweichter Brodkruste oder ähnlicher Substanzen. Ich habe mehrmals Schwellungen eintreten sehen, welche auf nichts anderes zurückzuführen waren, als auf das Kratzen einer scharfen Ecke einer Brodkruste.

Bei der oben geschilderten Behandlung heilen die Geschwüre selbst bei fortschreitender Lungenerkrankung und selbst die Oedeme und die damit verbundenen Schluckschmerzen verschwinden manchmal. Diese letztere Affection erfordert indessen meistens ein energischeres Einschreiten durch grosse Einschnitte. Ich mache dieselbe mit der Scheere, welche ich Ihnen hier vorzeige. Ich führe dieselbe geschlossen unter Leitung des Spiegels hinter die Epiglottis, öffne sie dann und drücke sie nach abwärts, sodass die eine Branche in den Kehlkopf, die andere in den Anfangstheil der Speiseröhre kommt. Dann schneide ich das dazwischenliegende ödematöse Gewebe durch. Man kommt mit diesen Schnitten nicht sehr tief, vielleicht bis an die Spitze des Aryknorpels. Der Schmerz ist mässig, ebenso wie die Blutung. Meist schon nach wenig Tagen erfolgt eine Abschwellung mit Verminderung oder Verschwinden der Schluckschmerzen. Nach wenig Tagen ist auch meistens die gemachte Wunde wieder geheilt. Nachdem mich die Erfahrung von der absoluten

Unschädlichkeit dieser Schnitte überzeugt, mache ich dieselben nun sobald das Oedem nicht bald schwindet oder bei starken Oedemen auch sofort. Eventuell wiederhole ich dieselben nach einiger Zeit.

Bei Schwellungen der Epiglottis vollführe ich die Scarification mit diesem Messer, welches nur an der dem Operateur zugekehrten Ecke schneidet. Ich führe es bis an den Petiolus ein und schneide im Herausziehen die Epiglottis an der oder den stärkst geschwollenen Stellen ein resp. auch durch. Meist folgt auch hier eine rasche Besserung der Schluckbeschwerden. Ich habe aber bis jetzt nur einmal eine einigermaassen dauernde Besserung gesehen bei einem Patienten, bei welchem sich auch ein tiefes Geschwür der Hinterwand in der Grösse eines Zwanzigpfennigstücks fand, welches auch eine Scarification derselben erforderte. Auf Creosotglycerin ist das Geschwür beinahe geheilt. Wie es weiter gehen wird, weiss ich nicht, Patient ist noch in Behandlung und schluckt wenigstens jetzt ohne Schmerzen. Es sind mir über die gute Wirkung dieser grossen Scarificationen von mehreren Seiten Nachrichten von andern Collegen zugekommen. Ich möchte Sie nur bitten, nicht theoretisch ein ungünstiges Urtheil darüber zu fällen. Ueberwinden Sie die natürliche Scheu, die ich Anfangs selbst hatte, die Operation zu vollführen, an einem so entzündeten Organ, Sie werden schon nach wenigen Versuchen mir beistimmen.

Professor Rossbach sagt über dieselben in seiner Kritik, „so unglaublich mir die gute Wirkung derselben a priori erschien, kann ich sie nach vielfach selbst gemachter Erfahrung vollinhaltlich bestätigen.“

Meine Herren! Es ist alles schon einmal dagewesen, das kann ich auch in Bezug auf diese Scarificationen sagen. Dr. Marcet in Cannes hat sie im Jahre 1875 empfohlen, wie ich nachträglich aus Mackenzie's Werk ersehe. Er will sie aber nur bei der indurirten Form angewendet wissen, nicht bei bedeutenden Schwellungen, wo ich sie erst recht für indicirt halte. Er legt auch nicht den Werth darauf, dass sie recht gross gemacht werden.

Sie werden mich nun fragen, was sind denn die Resultate dieser Behandlung? Nun die Resultate sind ja keine glänzenden zu nennen, immerhin aber bei einer Krankheit, welche bisher für absolut unheilbar gehalten wurde, ermuthigende. Sie müssen eben in Betracht ziehen, dass wir es mit 2 Krankheiten zu thun haben, der der Lungen und der des Kehlkopfes, von denen die erstere allein schon prognostisch sehr ungünstig ist und die letztere eine Complication der ersteren darstellt, welche die Prognose nur noch verschlimmern kann. Nach dem Gesagten werden Sie mir zugestehen, dass meine Resultate des vergangenen Jahres 1880 nicht schlecht sind. Ich habe von 121 zur Beobachtung gekommenen 4 geheilt und 7 fast geheilt, d. h. bei letzteren war der Kehlkopf geheilt und an den Lungen fast alles Krankhafte verschwunden. Bei 4 heilte der Kehlkopf, während die Lungen nicht besser oder schlechter wurden; 31 wurden mehr oder minder gebessert, 9 starben, soweit es mir zur Kenntniss kam, von 66 hatte ich keine weitere Nachricht, sie waren nur 1 Mal oder wenig mehr gekommen.

Von den 4 Geheilten waren

1. ein Eisenbahnsecretair von 44 Jahren, den ich im Januar 1879 in Behandlung nahm. Er bot damals durch Abmagerung, Fieber und Infiltration der Lunge bis zur Spina scapulae beiderseits das volle Bild eines Hektikers. Er hatte tiefe Ulceration der Hinterwand und Ulcerationen des linken Stimmbands, beträchtliches Oedem der aryepiglottischen Falte. Im Juni machte ich die erste Incision. Im October waren die seitherigen Larynxgeschwüre geheilt, dagegen auf dem rechten Stimmband neue Ulcerationen entstanden. Im December 1879 fanden sich bei erneutem Schluckweh 2 flache Geschwüre auf der etwas geschwollenen aryepiglottischen Falte links. Schuld an den öfteren Recidiven war wohl, dass Patient sich so wenig im Sprechen beschränkte. Erst nachdem er dies that, ging es rascher besser. Im Januar 1880 war Alles geheilt, nur noch Röthung der ganzen Larynxschleimhaut. Bis August 1880 war die Schleimhaut ganz blass auf Adstringentien, die Stimmbänder sind beide narbig krumm. Die Lungen sind auch geheilt, Patient sieht blühend aus und ist fast doppelt so dick wie früher.

2. Die zweite Patientin, eine Bauerstochter von 20 Jahren aus Enkheim, hatte ein oberflächliches Ulcus auf dem rechten Stimmband nahe dem vorderen Ende. Die Mutter war an Phthise gestorben. Sie hustete seit 4 Monaten und war seit fast ebenso langer Zeit heiser. L. O. H. V. Dämpfung, schwaches Athmen und nicht zahlreiche Rhonchi. R. V. im 1. Intercostalraum Dämpfung, schwaches Athmen, Rhonchi. Das Ulcus heilte in 2 Monaten, doch erst nach 5 weiteren Monaten war die Röthung verschwunden, nach 6 Monaten waren die Lungen geheilt. Die Heilung hält sich nun seit $^1/_2$ Jahr bei blühendem Aussehen. der Patientin.

3. Der dritte Fall war eine Wittwe von 31 Jahren aus Castel. Sie hatte vor 1 Jahr Pleuritis, hustet seitdem; seit $^1/_2$ Jahr Heiserkeit. R. O. H. V. Infiltration, R. H. U. noch pleuritische Geräusche, oberflächliche Ulcerationen des rechten Stimmbands.

Nach 3 Wochen waren die Ulcerationen geheilt, nach 2 Monaten die Lunge.

4. Der 4. Fall war ein Latrinenreiniger von 32 Jahren. Seit 1 Jahr Heiserkeit und Husten, L. O. Dämpfung, Rhonchi, oben zahlreich bis H. U. zu hören. Rechts hinten in der Ecke der Hinterwand Ulcus mit Granulationen. Links mässige, ödematöse Schwellung. Nach 3 Monaten war das Ulcus im Larynx verheilt, L. O. noch eine leichte Dämpfung zu finden, keine Rhonchi.

Sie werden mir zugeben, dass diese 4 wie die folgenden, nicht zu den gutsituirten Schichten der menschlichen Gesellschaft gehören.

In den folgenden 6 Fällen war die Affection des Kehlkopfs geheilt, die Lungen beinahe geheilt.

1. Taglöhner von 40 Jahren. Vor 4 Jahren Pleuritis. Heiserkeit seit 6 Wochen. Linksseitige Chorditis L. V. O. H. Dämpfung, Athmen schwach, Rhonchi. Nach 6 Monaten Chorditis geheilt. Nur noch bei Husten wenige Rhonchi.

2. Eisenbahnlademeister, 37 Jahre, Gelnhausen. Vor 5 Monaten Pleuritis, seitdem Husten mit Auswurf, Heiserkeit seit 4 Monaten. R. V. Dämpfung bis 3. Rippe, nicht sehr zahlreiche Rhonchi. Links keine Zeichen der Pleuritis mehr. Ulcus profundum des rechten Stimmbands, am linken Usur. Nach 5 Monaten Ulcerationen geheilt, doch blieb die Schwellung der Schleimhaut noch 3 Monate. Lungen fast geheilt.

3. Beamtenfrau, 32 Jahre, aus Bockenheim. Seit 2 Jahren nach Pleuritis Husten und grosse Schwäche. Heiserkeit seit Kurzem. R. O. Infiltration bis 2. Rippe, mässig zahlreiche Rhonchi, oberflächliches Ulcus der Hinterwand. Nach 5 Monaten Ulcus geheilt, Lunge besser nur wenige Rhonchi., geringe Dämpfung.

4. Cigarrenhändlersfrau, 23 Jahre, Bockenheim. Seit 4 Monaten während der Gravidität heiser und Husten. L. O. H. V. Infiltration bis 3. Rippe, fiebert. Ulceration der Hinterwand mit Verdickung und Granulationen. Nach 5 Monaten Ulcus geheilt. Lungen vor Kurzem untersucht, fast geheilt.

5. Spccereihändler, 44 Jahre alt, Rossbach. Patient kam im Sommer 1878 in meine Behandlung mit Oedem der Hinterwand und des linken Taschenbands, so dass man das Stimmband nicht sehen konnte, beide Lungen oben infiltrirt bis in den ersten Intercostalraum. December 1878 Incision. Ende 1879 war die Abschwellung so weit, dass man das linke Stimmband ganz sehen konnte, es war geröthet und hatte an seinem hinteren Ende mehrere Granulationen. Es war wohl ein Ulcus am Proc. vocalis bis auf die Hinterwand dagewesen. Juni 1880 war der Kehlkopf mit heiserer Stimme ganz geheilt. Ich habe Patienten vor 3 Wochen gesehen und constatirte die Andauer der Heilung des Larynx. In den Lungenspitzen waren nur wenige Rhonchi noch zu hören.

6. Schuhmacher, 25 Jahre alt, von Frankfurt. Mutter phthisisch gestorben. 1878 Husten, Heiserkeit, Röthung der Stimmbänder. Mai 1879. Ulcera profunda beider Stimmbänder, das hintere Ende durch Schwellung der Hinterwand nicht sichtbar. Im November 1879 Ulcera geheilt. Vor 8 Tagen ergab die Untersuchung die vollständige Heilung des Larynx. Von beiden Stimmbändern ziehen weisse Narbenstränge nach der Hinterwand. Das linke Stimmband zeigt eine narbige Längsfurche neben dem Rande. Auf der linken Seite der Brust, V. über der Clavikel, ist noch Dämpfung, Rhonchi wenig zahlreich bis zur 4. Rippe. Allgemeinbefinden sehr gebessert.

7. Metzger, 25 Jahre alt, Oberdorfelden. Seit 8 Wochen Husten mit spärlichem Auswurf, Heiserkeit, Schluckweh. L. O. Dämpfung bis 2. Rippe, zahlreiche Rhonchi, auf der Unterseite des Kehldeckels ein

oberflächliches Geschwür. Nach 3 Wochen Geschwür geheilt; nach weiteren 3 Wochen Athmen fast rein, kaum mehr Dämpfung.

Ich schliesse daran noch einen Fall, den ich aber erst nach der spontanen Heilung des Larynx zu Gesicht bekam.

Kaufmann, 37 Jahre, aus Kreuznach, hustet seit 16 Monaten. Heiser seit 11 Monaten. Kur in Soden. Beide Stimmbänder sind narbig uneben, etwas geröthet. R. O. V. Dämpfung, zahlreiche Rhonchi. Es waren in dem Falle wohl Ulcera der Stimmbänder dagewesen und in Soden geheilt.

Ich füge noch 4 Fälle hinzu, in welchen der Larynx heilte, bei unverändert fortbestehender Lungenkrankheit.

1 Fall von beiderseitiger Chorditis ohne Ulcerationen, 2 Fälle von Ulcerationen der Stimmbänder, 1 Fall von Ulcus profundum der Hinterwand. Bei allen konnte ich noch längere Zeit den Fortbestand der Heilung im Kehlkopfe constatiren.

Von 55 längere Zeit behandelten Fällen heilten also 4 vollständig, 7 im Larynx während die Lunge fast geheilt war und 4 im Larynx bei fortbestehender Lungenerkrankung.

Es sind dies lauter Fälle, in welchen Sie ohne Vorurtheil sicher die Diagnose auf Kehlkopfschwindsucht, sei es schon in vorgerückterem Stadium, sei es im Beginn gestellt haben würden.

Ich bin natürlich weit entfernt, diese Fälle als definitiv für immer geheilte ausgeben zu wollen. Die Zukunft wird lehren, ob sie geheilt bleiben. Einen wesentlichen Einfluss auf die Dauer der Heilung werden die Patienten durch ihr weiteres Verhalten selbst ausüben. Wir können vorerst nichts thun, als sie einmal heilen.

Von den in meiner Arbeit veröffentlichten 19 Heilungsfällen aus den Jahren 1877, 78 u. 79, weiss ich von 12, dass sie noch geheilt sind. Ich habe sie zum Theil vor Kurzem gesehen.

Der Zweck meines Vortrages, meine Herren, ist, wie Eingangs erwähnt, der, Sie zu bitten, in der angegebenen oder in ähnlicher Weise der Behandlung solcher Fälle nahe zu treten; ich würde sehr zufrieden sein, wenn Sie mein Vortrag dazu veranlassen würde, am zufriedensten, wenn Sie bald bessere Methoden an die Stelle setzen wollten.

Die Versammlung beschliesst, die Discussion über den Vortrag Schmidt mit derjenigen über den folgenden Vortrag zu vereinigen.

Herr **Brügelmann** (Inselbad):

Weitere Untersuchungen über die Wirkungen der Stickstoffinhalation bei Kehlkopfphthise.

Als Haupt-Indicationen für die Behandlung mit Stickstoff-Inhalationen stellte Brügelmann im vorigen Jahre die stark erethische Bronchialschleimhaut mit Hämoptoe, die eitrige Bronchopneumonie und die Pleuritis auf. Bei ersterer wirken die Inhalationen beruhigend, bei der zweiten resorbirend und durch die bessere Entleerung die Athmung befördernd und bei der dritten stellt er sich die gerade hier so überaus vorzügliche Wirkung so vor, das durch die schonende Lungengymnastik die pleuritischen Exsudate verflüssigt und aufgesogen werden.

B. stellte weitere Untersuchungen in Aussicht und gab in seinem diesjährigen Vortrag das Resultat seiner weiteren Beobachtungen. Er betont zunächst, dass die im vorigen Jahre aufgestellten Haupt-Indicationen sich als durchaus zutreffend erwiesen haben und auch bei seinen neueren Untersuchungen sich als die besten Heilobjecte bewährten.

Dann aber macht er darauf aufmerksam, dass in den Stickstoff-Inhalationen eine specifische Wirkung liege, welche er im vorigen Jahre nur geahnt habe, jetzt aber beweisen zu können hoffe. In den drei Jahren seiner Thätigkeit als dirigirender Arzt des Inselbades sind ihm eine ganze Reihe höchst bemerkenswerther Gewichtszunahmen vorgekommen. (12—25 Pfund in 6—8 Wochen.) In der Meinung, dass hieran die Stickstoff-Inhalation mitbetheiligt sein könnten, untersuchte er deren Wirkung mit Bezug auf den Stoffwechsel. Er liess dazu eine Reihe quantitativer Harnstoff-Analysen vornehmen, welche ein ganz überraschendes Resultat lieferten. Bei allen denjenigen Patienten, welche eine erhebliche Besserung zeigten, fand sich während einer einzigen Inhalations-Stunde fast übereinstimmend eine Harnstoffzunahme von 0,25 Proc. während in hoffnungslosen Fällen, als florider Milliartuberculose und florider Phthise, eine Harnstoffabnahme selbst bis zu 1,10 Proc. constatirt wurde. Die erstere war fast jedesmal von einer Gewichtszunahme, die letztere von einer Gewichtsabnahme begleitet.

Sodann betont Brügelmann abermals die hohe Resorptionswirkung der Inhalatiouen und weist dieselbe an einer Krankengeschichte nach, durch welche er mittheilt, wie eine schwer kranke Dame schon nach acht Tagen unter erheblicher Verminderung des Auswurfes sichtlich verfiel und bei der Untersuchung bedeutende Verringerung sämmtlicher physikalischer Symptome in der Lunge, aber auch ein erhebliches hektisches Resorptionsfiber constatirt wurde. Nach Aussetzen der Inhalationen kehrten die physikalischen Symptome allmälig wieder und mit ihnen der Auswurf, während das Fieber nachliess.

Brügelmann befindet sich in diesem Punkte in vollkommener Uebereinstimmung mit Prof. Rohlschütter in Halle, der mit künstlichen Inhalationen experimentirt hat und fand, dass bei hektischen Personen die schnelle Resorption nicht ertragen würde und durch Hervorbringung eines Resorptionsfiebers das Fortschreiten ihres Leidens sogar beschleunigt werden könne. Während daher für die Zukunft von der Behandlung der Hektik durch Stickstoff-Inhalationen völlig Abstand zu nehmen sei, so erscheine für die einigermaassen Aussicht gebenden Zustände das Zusammenwirken der drei Factoren: „Resorption der Exsudate, starker Fettansatz und Verlangsamung des Stoffwechels nebst Harnstoffzunahme“ hochbeachtenswerth.

Ueber die schlafmachende Wirkung, welche Prof. Rohlschütter den Stickstoff-Inhalationen vindicirt, spricht Brügelmann sich dahin aus, dass auch er eine solche häufig beobachtet habe, indessen nicht in der Lage sei, dieselbe lediglich den Inhalationen zuzuschreiben, indem seine Patienten, welche plötzlich aus ihren unzureichenden Umgebungen in die vorzüglichen Bedingungen eines modernen Sanatoriums versetzt würden, schon deshalb besser schliefen, dann aber erinnert er auch an das eintönige Plätschern der Quelle während einer ganzen Stunde.

Discussion.

Herr Rohden. M. H., ich bin weit entfernt, auf die interessanten Anschauungen des Coll. Brügelmann mit dem anatomischen Messer einzugehen. Ich möchte nur im Interesse des Ansehens unserer Versammlung dagegen protestiren, dass die seit 20 Jahren begrabenen Harnstoffuntersuchungen auf so schwacher Grundlage, wie sie Coll. Brügelmann hat anstellen lassen, wieder auf's Tapet gebracht werden. Das geht nicht mehr. Seitdem Bischof, der Anstifter dieser grossen Harnstoffuntersuchungen, im Jahre 1862 oder 1863 auf die grossen Bedenken derselben aufmerksam gemacht hat, kann man sie nicht ohne weiteres verwerthen, wie dies von Coll. Brügelmann geschehen ist. Bischof sagt: man erhält über die durch irgend einen Einfluss veränderte Harnstoffmenge nur dann einen sicheren Aufschluss, wenn sich das Versuchsthier mit der Nahrung in's Gleichgewicht gesetzt hat.

Ich will zum Besten der Patienten des Herrn Collegen annehmen, dass dieselben nicht in strenger Gefangenschaft gehalten werden und also nicht unter solche Verhältnisse gebracht werden, die es ermöglichen, ein solches Stickstoffgleichgewicht herzustellen, glaube aber auch nicht, dass diese Harnstoffuntersuchungen gerade wesentlich sind, um die Heilungs- und Besserungsresultate der Curanstalt Inselbad zu erklären. Dieselben erklären sich ja in einer viel ungezwungeneren Weise durch Momente, die nicht gerade dem Inselbade eigenthümlich sind, und was mich betrifft, der ich ja auch stickstoffhaltige Wässer zu vertreten habe, so bestreite ich alle Folgerungen, die aus dem Stickstoffgehalt des Wassers gezogen worden sind auf das Allerentschiedenste.

Herr Brügelmann. Ich möchte Herrn Rohden entgegnen, dass ich die Harnstoffuntersuchungen nicht etwa deshalb habe anstellen lassen, um über das Wohl und Wehe der Patienten zu entscheiden und um klar darüber zu werden, wie in dem speciellen Falle die Harnstoffmengen sich zu der betreffenden Erkrankung stellen, sondern nur um ein ungefähres Bild darüber zu bekommen, ob in einer einzigen Stunde durch Stickstoffinhalationen überhaupt eine Alteration des vorhandenen Harnstoffs stattfinden kann, und ob insofern die Stickstoffinhalationen überhaupt einen Werth beanspruchen können.

Herr Thomas. Es ist hier nach meiner festen Ueberzeugung nicht genug Zeit vorhanden, um auf den allgemeinen Theil des Vortrages des Herrn Schmidt specieller einzugehen, und ich bedaure, dass von den Collegen, die gerade im Süden Beobachtungen machen, nicht genug vorhanden sind, um auch ihre Erfahrungen hier mitzutheilen. Ich will aber doch von meinem Standpunkt aus entschieden dagegen protestiren, dass wir in Allem mit Herrn Coll. Schmidt übereinstimmen — im allgemeinen, nicht im speciellen Theil.

Herr **Lender** (Kissingen):

Die physiologische Oxydation und die Mineralwässer.

In der Kissinger Rakoczy-Quelle, ebenso wie in der Schönbornquelle sei neuerdings Cäsium, Strontium, Barium und Borsäure spectroskopisch nachgewiesen und diesen vielleicht manche sonst unerklärbare Heilerfolge zuzuschreiben. Im Organismus werde unter dem Einflusse alkalischer Basen (z. B. Neurin) der Sauerstoff in seine (activen) Atome zerspalten. Vermehrung der Alkalien durch alkalische Quellen, wie Carlsbad oder Kissingen, erhöhe die physiologische Oxydation, und hieraus erkläre sich die Wirkung bei Zuckerruhr, Fettsucht u. s. w. (Der Vortrag ist in extenso im „Badearzt“ No. **3 1881** abgedruckt.)

Vorsitzender. M. H., indem ich hiermit unsere zweitägigen, an hohen, interessanten Momenten reichen Verhandlungen schliesse, habe ich Ihnen für mich und meine beiden Collegen im Vorstande auf das Wärmste zu danken für die Nachsicht, die Sie uns entgegengebracht haben und die so wesentlich dazu beigetragen hat, dass die Leitung der Versammlungen eine alle befriedigende gewesen ist.

Ich glaube nicht fehlzugehen, m. H., wenn ich das Gefühl, welches uns in dieser Stunde beseelt, als ein Gefühl der Befriedigung darüber bezeichne, dass die Bestrebungen, welche die balneologische Section überhaupt ins Leben gerufen haben, mehr und mehr Anklang finden. Wir haben diesmal die Freude, so viele auswärtige Collegen hier um uns versammelt zu sehen, wie kaum das erste Mal, und ich kann auch noch hinzufügen, dass das — ich möchte beinahe sagen — mitleidige Lächeln, mit dem man das Inslebentreten unseres Unternehmens hier in vielen Kreisen begrüsst hat, denn doch allmälig mehr und mehr einer andern Stimmung gewichen ist, (sehr richtig!) auch in den Kreisen der praktischen Aerzte. Wenn wir auch zu unserm Bedauern nicht so viele der hier wohnenden Collegen, als wir wünschen, in unserer Mitte sehen, so wird doch das, was wir hier treiben, aufmerksam beobachtet und von verschiedenen Seiten — ich möchte dies gerade hier vor der Versammlung mit Vergnügen constatiren — sehr anerkannt. Vor allen Dingen habe ich mich überzeugt, dass unsere Publikation recht wohl Leser finden. Ich glaube, das kann uns nur ermuthigen, auf dem betretenen Wege fortzufahren. Wir wollen also mit guter Hoffnung in die Zukunft blicken und indem ich Ihnen meinen persönlichen Dank für das mir bewiesene Vertrauen noch wiederhole, rufe ich Ihnen zu: auf Wiedersehen im nächsten Jahre!

Herr Schweiger. Ich hätte gewünscht, dass ein redefähigeres Mitglied das Wort ergriffen hätte, um den Gefühlen der Versammlung Ausdruck zu verleihen. Das ist nicht geschehen; und so fühle ich mich gedrungen, — und ich glaube der Zustimmung der geehrten Versammlung gewiss zu sein, — unserm verehrten Vorstande, insbesondere dem Herrn Vorsitzenden für die ausgezeichnete, mit seltenem Tact geführte Leitung der Geschäfte den besten Dank auszusprechen. (Bravo!)

Einladung

zur Anstellung von Beobachtungen behufs Aufklärung des Abhängigkeitsverhältnisses mancher Lungenblutungen von gewissen Vorgängen in der Atmosphäre.

In der „B. k. Wochenschr.", Jahrg. 1870, machte L. Rohden zuerst darauf aufmerksam, dass bei chronischen Pneumonikern unter dem Einfluss gleichzeitigen raschen Wechsels der Temperatur, des Saturationsstandes und Drucks der Atmosphäre sehr leicht Lungenblutungen entstehen. Am prägnantesten tritt diese Erscheinung bei, vor und während Gewittern zu Tage, wenn bei hoher Wärme und hohem Feuchtigkeitsgehalt der Luft (Gewitterschwüle) plötzlich der Wind umspringt und das Barometer sinkt. Man kann sich die hierbei ablaufenden Vorgänge so denken, dass die in dem hohen Saturationsstand der Luft ausgedrückte Anhäufung von Feuchtigkeit in der Atmosphäre die Aufnahme des von der Haut abdunstenden Wassers in genügender Menge nicht zulässt und somit die freie Thätigkeit der Haut hemmt, während zugleich auch die Wasserexhalation aus der Lunge in gleicher Weise beschränkt ist. Das Wasser wird im Blut zurückgehalten, die Herzaction kraftloser; die Respirationsfrequenz steigt, und es entwickelt sich zugleich das Gefühl unbehaglicher Fülle und Spannung in der Brust durch Stauungshyperämie in den Lungen. Erfolgt nun unter den oben angegebenen atmosphärischen Verhältnissen durch die plötzliche Abkühlung, welche der einspringende polare Luftstrom bewirkt, eine rasche Condensation des atmosphärischen Wasserdampfs, so fällt das Barometer bezw. der Dunstdruck sehr rasch. Besteht nun in der Lunge ohnehin ein abnormer Congestionszustand, so ist leicht begreiflich, dass in Folge der plötzlichen Entlastung die in einer phthisischen Lunge ohnehin schwachen Gefässwände nachgeben und Hämoptysis die Folge des plötzlichen Abfalls der Dunstspannung sein kann. Es ist gewiss von höchstem Interesse, diesen ursächlichen Zusammenhang zwischen Lungenblutung und atmospharischen Veränderungen durch möglichst ausgiebige und an vielen verschiedenen Orten angestellte Beobachtungen festzustellen.

Auf Anregung des Herrn Dr. Thomas (Badenweiler) beschloss die diesjährige Versammlung der balneologischen Section der Gesellschaft für Heilkunde in Berlin, die Herren Collegen zur Anstellung solcher Beobachtungen einzuladen. Der Vorstand, mit der Ausführung dieses Beschlusses beauftragt, erlaubt sich den Herren Collegen vorzuschlagen, die Beobachtungen nach folgenden Gesichtspunkten anzustellen und folgende Punkte zu beobachten: 1) den Tag und möglichst genau die Stunde des Eintritts der Blutung; 2) die Windfahne und Wolkenzug (oberer und unterer Luftstrom) zur Zeit des Eintritts der Blutung, soweit möglich auch die vor und nach der Blutung etwa herrschende Windrichtung; 3) rasche Temperaturschwankungen auf- oder abwärts zur Zeit der Blutung, vor oder nach deren Eintritt, — Gewitter sind stets zu beobachten; 4) ist eine meteorologische Station am Platz, so ist Angabe der Morgen-, Mittags- und Abendtemperatur, dergleichen der entsprechenden relativen Feuchtigkeiten erwünscht; 5) Barometerstand; soweit möglich eine Angabe, wie weit rasches Steigen oder Fallen desselben stattgefunden hat; 6) Ozonometerbeobachtungen sind nicht unerlässlich, aber wünschenswerth; 7) allgemeine Beobachtungen, unter anderen namentlich etwaige Veränderungen an den Blättern der Obstbäume, besonders der Kirschbäume (Brehmer).

Gefällige Einsenduug der gemachten Beobachtungen und Aufzeichnungen an den Schriftführer der balneologischen Section der Gesellschaft für Heilkunde, Herrn Dr. Brock in Berlin S.O., Schmidstrasse 42, behufs Mittheilung der Beobachtungsergebnisse auf der nächstjährigen Versammlung der genannten Section wird freundlichst erbeten und zwar möglichst bis zum 1. December 1881.

Im Auftrag der 3. öffentlichen Versammlung der balneologischen Section der Ges. f. Heilk. zu Berlin.

Soden, im Mai 1881. Dr. Georg Thilenius.

MIX
Papier | Fördert gute Waldnutzung
FSC® C083411

Zeitfracht Medien GmbH
Ferdinand-Jühlke-Straße 7
99095 Erfurt, Deutschland
produktsicherheit@kolibri360.de